U0343459

蔬女
养生经

SHUNÜ
YANGSHENGJING

张从◎著

天津出版传媒集团

天津科学技术出版社

图书在版编目（CIP）数据

蔬女养生经 / 张从著. -- 天津 ：天津科学技术出
版社，2019.12
ISBN 978-7-5576-6908-9

Ⅰ. ①蔬… Ⅱ. ①张… Ⅲ. ①蔬菜－食物养生 Ⅳ.
①R247.1

中国版本图书馆CIP数据核字（2019）第147995号

蔬女养生经
SHUNU YANGSHENGJING

责任编辑：胡艳杰　方　艳

出　　版：天津出版传媒集团
　　　　　天津科学技术出版社

地　　址：天津市西康路35号

邮　　编：300051

电　　话：（022）23332695

网　　址：www.tjkjcbs.com.cn

发　　行：新华书店经销

印　　刷：唐山富达印务有限公司

开本 880×1230　　1/32　　印张8　　字数 166 000
2019年12月第1版第1次印刷
定价：39.80元

　　我是一名中医师，在长期临床实践中发现，很多女性患者都存在蔬菜摄入不足的情况。其中很多患者平时很重视饮食养生，只是面对众多食物相克的理论，产生了恐惧心理：处处谨慎小心，结果却因营养摄入失衡而影响了健康。比如，有一位患者长期生活在海边，一日三餐基本离不开海鲜。听说橘子、西红柿等与海鲜相克，因为这些果蔬富含的维生素C会将海鲜中的五价砷还原成三价砷（砒霜）。为了不吃砒霜，只能选择少吃或不吃蔬菜与水果，结果时间一长，就患上了坏血病。此外，还有很多人是由于经常吃快餐，导致蔬菜摄入不足，时间一长便影响了健康。早餐在路边买个鸡蛋灌饼，中午两个鸡腿汉堡，晚上一份盖饭，一天根本摄入不了多少蔬菜。而蔬菜中富含的维生素C、维生素A、生物类黄酮、钾等，便成为快餐人士最易缺乏的营养素。长期吃快餐的人群，会免疫力下降，易患感冒，疲倦乏力，尤其会增加各种癌症的发病率。

　　我写这本关于蔬菜的养生书，并非是让人们吃素或只吃蔬菜，而是要让人们重视蔬菜，了解蔬菜，会吃蔬菜。蔬菜对人类健康至关重要，当我们思考着要吃什么时，应当首先想到吃哪些蔬菜，其次才去考虑主食。

由于我一直把蔬菜放在饮食的首位，并且经常向别人介绍蔬菜的重要养生作用，因此被朋友起了个"蔬女"的绰号。我写的这本书，也就因此取名为《蔬女养生经》。

本书的特点主要有如下几点。

第一，不盲目跟风各种养生热点，对于当前的各种养生理论，"择其善者而从之，其不善者而改之"，只将正确的养生知识介绍给大家。

第二，本书"饮食禁忌"部分内容，对于不科学的流传禁忌，给予纠正，并说明原因。

第三，本书所介绍的菜谱，皆为我亲力亲为做过的菜肴，分量比较适合单人进餐。在做法上，本书介绍的菜谱力求简洁，并且注重经典。

第四，按照传统的中医养生理论来讲解四季饮食养生知识，纠正目前流行的错误观点。

最后，希望本书能够帮助广大女性朋友变得更健康、更年轻、更漂亮。

目 录

第三章

蔬女活力经 113

第四章

蔬女调理经 171

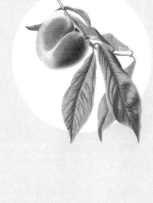

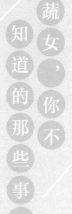

第一章

淑女，你不知道的那些事儿

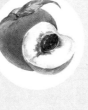

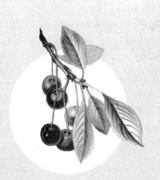

蔬菜养生，功效不得了

　　无论是在大超市，还是在农贸小集市，甚至在街头巷尾的小摊上，你都可以见到各式各样的蔬菜。蔬菜，是这么普通、平凡，随处可见，贴近我们的生活。以至于我们可以任意挑剔：有人不吃香菜，有人不吃葱、蒜，有人不吃萝卜，有人不吃芹菜……然而，你所不知道的是，这些蔬菜正是我们健康的"守护神"。

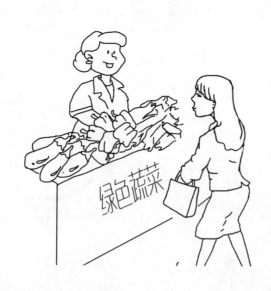

俗话说："三天不吃青，两眼冒金星。"这里的"青"，就是指各种蔬菜。由此可见蔬菜对我们人体健康的重要性。蔬菜的养生功效主要有以下几点。

第一，蔬菜可以提供人体所需的各种维生素。

维生素是维持生命的基本元素，缺了任何一种维生素，身体都会出问题。轻微缺乏维生素，人体会处于亚健康状态，免疫力下降，精神疲惫；长期摄入不足，人体机能就会衰退，并引发多种疾病，甚至导致死亡。

第二，蔬菜可以提供人体必需的各种矿物质与微量元素。

矿物质与微量元素，如钙、磷、硫、钾、钠、氯、镁、铜、钴、铬、铁、氟、碘、锰、钼、硒、锌……同样是缺了哪一种也不行。缺了钙，骨软筋疲易出汗；缺了镁，抽筋手抖，易怒易忧思绪乱；缺了钾，肌肉无力收缩，身子经常麻木，久之则心肌损伤、身体瘫痪……矿物质与微量元素主要存在于土壤中，植物从土壤中去获取它们。自然，我们常吃各种蔬菜，就不会缺少矿物质与微量元素了。

第三，蔬菜可以提供丰富的纤维素。纤维素，也叫膳食纤维，是消化系统的清道夫，可以刺激肠胃蠕动，增强消化能力，清洁肠道，排毒养颜。

第四，蔬菜能中和胃酸，人们吃的肉、米、麦等在胃中消化后往往会发生酸性反应，而蔬菜属于碱性食品，因此多吃蔬菜有利于维持体内的酸碱平衡。

第五，蔬菜可以起到一定的降血糖、降血脂、降血压，清除细菌、病毒以及抗癌作用。

既然蔬菜有这么多神奇的功效，那么，为了身体健康，我们在日常生活中一定要养成多吃蔬菜的好习惯。

蔬菜四性与人体的寒热体质

蔬菜有温、热、凉、寒四性，人体有寒、热两种体质。这两者之间的辩证关系，蔬女们不可不知。否则，也会出现小麻烦。

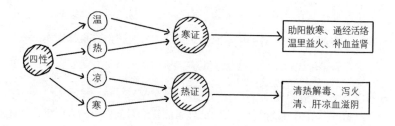

蔬菜有四性，不知可不行

一年有四季，春夏秋冬；蔬菜有四性，温热凉寒。

蔬菜的四性呢，是各有所用：性温，则小补；性热，则大补；性凉，则小泻；性寒，则大泻。

大自然多么奇妙，为我们准备了这么贴心的食物：当我们上火了，有清热去火的蔬菜可以吃；当我们虚损了，有滋补强身的蔬菜可以吃。

温热凉寒四性，与春温、夏热、秋凉、冬寒的气候特点一一对应。这就说明，蔬菜的四性与四季关系最为密切。

春天，天地一派温和之气，天地间的万物在这一季节里，受温和之气的熏陶，也就有了温和的性质。生长期只有春天这一季的蔬菜，大多属于性温。比如，滋补壮阳功能很强的韭菜，便属于性温的蔬菜，而不是性热。

夏天，天地一派炎热之气，天地间的万物受此热气熏蒸，便有了热烈的性质。生长期只有夏天这一季的蔬菜，便会具有热的性质。比如，红辣椒夏天开花，夏天结果，被太阳晒得红彤彤。咬一口，辣得你浑身冒汗，肯定是性热之物了。

秋天，天高云淡，秋高气爽，这种凉爽之气也会赋予与天地同在的万物。生长期在此季的蔬菜，则一般具有凉的属性了。比如，大白菜，农谚说"立冬前后收白菜"，秋天的凉爽之气吸收得非常足，所以，大白菜为性凉之物。

冬天，千里冰封，万里雪飘，有什么蔬菜能吸收这大寒之气呢？勉强来说，我国华南地区的香菇是冬天生长的，所以有的人将香菇列为寒性之物。但是这种说法是欠妥的，后面我们会详细讲解。

四季的不同气候特点，其本质其实是阴阳二气变化所至。春天，阳气增长，阴气减弱，所以气候温和；夏天，阳气旺盛，阴气衰弱，所以炎热；秋天，阳气减弱，阴气增长，所以凉爽；冬天，阳气衰弱，阴气旺盛，所以寒冷。明白了这个道理，也就明白了蔬菜的温热凉寒四性，是由阴阳二气决定的：吸收阳气多的蔬菜，光照时间长，便具有颜色偏红，味道偏甜、辛等特点，其往往具有助阳散寒、通经活络、温里益火、补血益肾等功效，这种蔬菜就是温热性的蔬菜；吸收阴气多的蔬菜，光照时间短，便具有颜色偏绿，味道偏苦、酸等特点，其往往具有清热解毒、泻火清肝、凉血滋阴等功效，这种蔬菜就是凉寒性的蔬菜。

事实上，一般植物在高热与严寒之下，是很难生长的，所以，热性与寒性的蔬菜都比较少见。比如，海带属于寒性食物，这是因为海带生长在水温较低的海底，吸收阳气很少，所以，虽然收获于夏季，但是亦属于寒性食物。

另外，蔬菜还有第五性——性平。在性平的食物里，最具代表性的是小麦。北方种植的小麦，是秋天播种，经历了冬天与春天之后，在夏天收割，正好吸收了四季温、热、凉、寒之气，温与凉相抵归零，热与寒相抵归零，所以，小麦性平。

下面说说蔬菜里的香菇。香菇初生于早春，此时阳气已长，但天气仍然较冷，阴气仍重，阴阳相抵为平；香菇喜阴，在暗处生长，但又需有阳光照射，又一个阴阳相抵为平。因此，香菇性平。之所以有人误将香菇归为性寒食物，是因为香菇在我国华南地区11月份初生，按时序应属于冬季，此时香菇吸收冬寒之气，所以为寒性。可事实上，华南地区的11月，并非是严格意义上的冬天气候，应属于春天。

接着，再说说苦瓜与辣椒。苦瓜与辣椒同是生长于夏天，但苦瓜喜湿，其极重的苦涩味道也说明其吸收阴气较多，所以为性寒之物；辣椒喜干爽的生长环境，其极重的辛辣味道也说明其吸收阳气较多，所以为性热之物。虽然两者都在夏天生长，但一个大量吸收阴气，一个大量吸收阳气，所以性质截然不同。需要说明的是，夏天生长的那些不太苦的苦瓜，则性凉；不太辣的辣椒，则性温。

然后，我们再谈谈白菜。蔬菜养生书上，有的说白菜性平，有的说性凉，有的说性微寒，哪一个正确呢？其实，都没有说错，因为未注明生长期。春天生长的白菜，由于吸收了春天的阳气，与白菜本身的阴性相抵，因此性平；夏天生长的白菜，由于喜阴贴地生长，吸收的阴气较多，但吸收的阳气也不少，因此也是性平。秋天生长的白菜，因吸收阳气少，所以性凉。立冬前后收割的大白菜，吸收了秋末冬初的寒气，所以性微寒。不过，性微寒与性凉，基本上区别不大。由此我们也就明白，温、热、凉、寒四性，是需要仔细辩证推导的，并非一成不变。

最后，再说说黄瓜、西瓜、香瓜、冬瓜等瓜类，这些瓜类的特点是多汁，汁液为阴性物质，含有汁液越多，说明吸收的阴气越多，所以这些果蔬尽管生长在夏天，但仍然属于凉寒之物。如果你种过黄瓜，就会发现，晚上一浇水，第二天小黄瓜就长大了，这是黄瓜在夜间吸收大量阴气所致，所以性凉。

举了这么多例子，我想大家应该明白蔬菜的四性，是如何推导出来的了吧。下面再谈谈寒热体质。

体寒宜食温热，体热宜食凉寒

身体不寒不热，非常平和健康的人，其实非常少。我们大多数人，往往不是偏寒，就是偏热。

寒性体质的人，也就是阳气略微有些虚弱的人，最大的特点就是怕冷。即使在炎热的夏天，也不愿意待在空调房里，见到冰淇淋之类的，一点儿兴趣也没有。大热天，也要喝热水。偶尔着凉，立马生病，不是腹痛拉肚子，就是感冒伤风流鼻涕。这种人往往脸上缺少血色，精神也萎靡不振，不爱说话，有气无力的样子。女性月经提前，且天数增多，多血块。

寒性体质的人，平时应少吃凉寒性质的蔬菜，多吃韭菜、葱、姜、蒜、辣椒等温热性蔬菜。

　　热性体质的人，也就是阴液略微亏损的人，最大的特点是怕热。即使是冬天，也要喝冷饮才舒服。夏天，如果屋子里没有空调，就会大汗淋漓，头痛头晕，内心烦躁。经常脸色发红，出疹长痘，口干舌燥，嘴皮开裂，便秘尿少，易气易怒。女性月经延后，量少且有异味。

　　热性体质的人，平时应少吃温热性质的蔬菜，多吃苦瓜、萝卜、冬瓜、黄瓜、白菜等凉寒性质的蔬菜。

蔬菜的五味调和

　　苦辣酸甜，人生百味。为了应对人类味觉上的喜新厌旧，大自然为我们提供了各种味道的蔬菜。我们人类也是蛮配合的，为了不负大自然的美意，小小的舌头上竟然进化出了一万多个味蕾，可以品尝出500多种味道。然而，如此多的味道，不过是酸、苦、甜、辣、咸五味的各种融合。

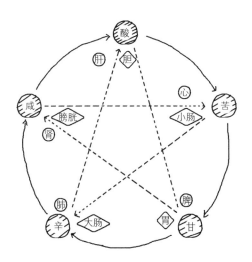

醋溜溜酸得倒牙，苦瓜苦得透心，南瓜甜得赛蜜糖，朝天椒辣得像火烧，海带咸香让人流口水；西红柿酸甜最可口，苦菜涩中有草香，胡萝卜甘甜而不腻，芥末辣得打喷嚏，芹菜味咸而清淡……酸苦甜辣咸，不单让我们饮食口味不单调，并且还有滋补五脏的功效。

酸、苦、甜、辣、咸五味与肝、心、脾、肺、肾五脏有着巧妙的一一对应关系：酸入肝、苦入心、甜入脾、辣入肺、咸入肾。

酸入肝

酸入肝，是说酸味食物对肝脏具有保护作用。酸味食物不仅可以增强肝脏功能，提高钙、磷元素的吸收，还具有收敛、固涩的功效，因此，具有固表止汗、敛肺止咳、涩肠止泻、固精缩尿、固崩止带等功效的中药，一般都是酸味的。所以，凡是多汗、咳嗽、腹泻、尿频、带下等症的女性，平时应当多吃些酸涩味道的蔬菜，如西红柿、马齿苋等。

需要注意的是，酸味食物虽然护肝，但是吃多了会导致消化功能紊乱。所以，吃的时候要适量。

苦入心

苦入心，是说苦味与心脏是一对苦恋情人。心脏，是人体最辛苦的器官。人在安静状态下，每分钟约泵血5升，如此推算，心脏一生泵血所做的功，就相当于将3万千克的重物向上举至喜马拉雅山顶峰所做的功。对于每天加班加点不停操劳的人，心脏就更加苦不堪言了。

苦味蔬菜，具有解除燥湿、清热解毒、泻火通便、利尿以及健胃等功效，所以，患有湿热引起的皮疹、头疮疥癣等皮肤病以及上火体热、头痛而重、身痛而重、大便燥结、小便赤短、胸痞胀满、胃火上炎等疾病的患者,可以适当吃些苦味的蔬菜。常见的苦味蔬菜有苦瓜、苦菜、莴苣、苦菊、杏仁、芹菜叶、蒲公英等,都是清热去火的佳品。

不过,过量食用苦味蔬菜,会引起腹泻、消化不良等症,并且,苦味食物并非适合所有人,体质虚寒,患有肺疾的人最好少食苦味的食物。

甜入脾

甜入脾,是说甜味与脾是一对甜蜜情人。甜味蔬菜具有补养气血、补充热量、解除肌肉疲劳、调和脾胃、止痛、解毒等功效。对于身体虚弱、气血不足以及体力消耗过大的人群,适宜多吃一些甜味的蔬菜,如胡萝卜、荠菜、茄子、甜椒、莲藕、南瓜、大白菜、菜花、圆白菜、西葫芦等,这些蔬菜具有平和的温补作用,基本上可以长期食用。

辣入肺

辣入肺,是说辣味与肺是一对火辣情人。辣,就是辛;辛,就是辣。这两个字似乎是一个意思,但仔细区别,还是不同的。辛,在古时是一个象形字,表示的是带刺的荆棘。这种荆棘是一种刑具,抽打罪人用的。这种刑具打在背上,会使人有一种火辣辣的痛感,这种感觉与吃辣味食物的感觉很相似,于是"辛"也有了辣的含义了。辣,古时的本义,是将罪人与荆棘一起捆绑起来,也就是成语负荆抱棘、负荆请罪的形象。这个感觉是很痛苦的,表达味道,也是比"辛"字更进一层：辣比辛更辣。所以明朝时，美洲的辣椒传入中国后，不叫"辛椒"而叫"辣椒"，因为这个蔬菜比中国传统的葱、蒜、韭、芥末等辛味食物，辣得太多了。

辣味蔬菜有发散、行气、活血的功效，还能刺激胃肠蠕动，增加消化液的分泌，祛风散寒、解表止痛，所以，我们吃了辣椒后，血液循环会加快，浑身会感觉发热，并且会出汗。四川盆地气候潮湿，所以人们喜食辣椒，以抵御湿寒之气对健康的影响。

常见的辣味食物有葱、姜、蒜、洋葱、胡椒、辣椒、芥末等，都是发散、行气、活血的佳品。在夏天，多吃一些姜，可以发散体内的热能，保障良好的新陈代谢水平，保健作用最强。如果你突然没了胃口，不知道想吃什么，甚至什么也不想吃的时候，那就选择辣椒多些的菜肴吧。用红红的朝天椒，或墨绿的杭椒炒出来的菜肴，一定会令你胃口大开。

一说起芥末，很多人会联想到日本料理的生鱼片。其实，芥末是我国传统调味品，在周朝便已经普遍食用了。只是我国传统芥末，是用芥菜的种子调制、发酵而制成的，也称黄芥末；日本的绿芥末，是用山葵根磨成的。绿芥末比黄芥末味道更浓烈，不过成分基本相同。芥末有防癌、防蛀牙、防三高、治气喘、开窍醒脑等功效，并且可以与任何菜肴佐餐。西蓝花、菜花、白菜、木耳、蘑菇等，都可以用芥末当蘸料。不过，患高血压、高血脂、高血糖的三高人群，还是不宜吃芥末的。

咸入肾

咸入肾，是说咸味比较对肾脏的胃口，咸味蔬菜有软坚润下的功效，并且具有调节人体细胞和血液的渗透压平衡及正常的水钠钾代谢的作用。人在呕吐、腹泻或大汗之后，会因为微量元素消耗过多而导致虚脱，此时喝一些淡盐水，有助于减轻症状。

咸味蔬菜有海藻、海带、芹菜等，这些蔬菜对便秘很有疗效。如果你患上便秘了，吃些海藻汤、凉拌海带、清炒芹菜，症状马上就可以缓解了。

不过，过食咸味，反而会加重肾脏的负担，尤其是哮喘、高血压、慢性肾炎患者，更是要少食咸味。营养协会对每天盐的建议摄入量是5克。

《黄帝内经·素问》里说："多食咸，则脉凝泣而变色；多食苦，则皮槁而毛拔；多食辛，则筋急而爪枯；多食酸，则肉胝皱而唇揭；多食甘，则骨痛而发落，此五味之所伤也。"如果你明白五行配五脏，就很容易理解这段话的意思了。用最简单的话来解释，就是：多吃咸补了肾，却伤了心（心主血脉）；多吃苦补了心，却伤了肺（肺主皮毛）；多吃辣的补了肺，却伤了肝（肝主筋）；多吃酸补了肝，却伤了脾胃（脾主肌肉）；多吃甜的补了脾，却伤了肾（肾主骨、发）。

由此可以看出，我们吃某一味的食物，补了某一脏的同时，却也伤害了另一脏。这是五行相克的关系。肝木、脾土、肾水、心火、肺金形成了一个相克的关系：肝木克脾土，脾土克肾水，肾水克心火，心火克肺金，肺金克肝木。

那怎么办呢？解决之道，就是五味调和。在炎热的夏天，我们炒个苦瓜吃来下下火。可是，苦味补心却伤肺，怎么办？加一点辣椒，就可以。翠绿的苦瓜，配上鲜红的辣椒丝，不但色相漂亮，而且减轻了对肺脏的伤害，多么简单却又神奇啊！炒苦瓜时，我们还要放些盐与蒜，蒜的辣味也是补肺的，而咸味则补肾；再加一点糖，一点点醋，脾与肝都得到了补益，并且味道也不那么苦了。这就是五味调和。

五味调和，可以减轻单味食物对某一脏的伤害。因此，在调味品里，我们普遍使用五味俱全的五香粉来调味。只是，各种菜肴如果全用五香粉来调味，就会千篇一律，失去了美食的原本风味。因此，我们要记住五味调和的精要：酸味食物，加点甜；甜味食物，加点盐；咸味食物，加点苦；苦味食物，加点辣；辣味食物，加点酸。

此外，还可以用不同菜肴的搭配，来调和五味。比如我们清炒苦瓜，再炒个虎皮尖椒，午餐清炒苦瓜，晚餐虎皮尖椒，这样就符合苦、辣相配原则。

当然，五味调和还要与自己的身体状况联系起来。比如，你最近加班熬夜比较辛苦，面容很憔悴，需要补肺，可以只食辣味，而不必加酸，或加很少的酸味佐餐。

总之，五味入五脏、五味调和，需要辩证，需要推理，需要动一动你的小脑筋，才能让饮食养生更有效果啊！

美丽色彩，其实大有内涵

你看那些摆在超市柜台上的各种蔬菜，白、黄、红、绿、紫、黑……有着宝石一样的颜色，有着美玉一样的光泽，色彩鲜艳夺目。它们是在色诱行人，期盼着把它们带回家，还是在用美丽色彩，表达着更深的内涵？

蔬菜的颜色有深意

上苍是如此眷顾人类，让各种蔬菜拥有美丽的颜色，以便引起人们的重视，让人类与健康的守护神亲近，可是，大多数人还是忽视了对自己最重要的东西。

蔬菜的颜色，其实是一种蔬菜语言。它想通过色彩，告诉人们它的营养价值与养生功效。

一般而言，蔬菜的颜色越深、颜色越鲜亮，就营养价值越高。比如，胡萝卜比白萝卜的营养价值高，深褐色的香菇比灰色的平菇营养价值高，鲜红的辣椒比浅红的辣椒营养价值高，莴苣的叶子比莴苣的根茎营养价值高，大葱的绿色叶部比白色根部营养价值高……

此外，蔬菜的颜色不同，功效也就不同。

白色蔬菜有莲藕、白萝卜、竹笋、茭白、菜花、冬瓜等，具有缓解情绪、调节血压、强化心肌以及美白肌肤的作用。其中，尤其以白萝卜的保健功效最强。俗语说"萝卜上街，医师失业"，意思是说人们的餐桌上有了萝卜吃，就不怎么得病了；"冬吃萝卜夏吃姜，不找医生开药方"，则是强调了萝卜适合冬天食用；"萝卜赛人参，常吃有精神"，则是以夸张的手法，来强调萝卜的保健功效。

白萝卜能刺激食欲，上下通气，化痰生津，还能起到抗病毒、防癌的作用，保健功能确实不可忽视。可是，世人往往不爱吃萝卜。为了与白萝卜这位保健大神多接触，大家可以采用煲汤的方式来吃白萝卜，像白萝卜羊肉汤、白萝卜排骨汤、白萝卜肉丝汤之类的，肉要少，萝卜多些，不要做太多，喝完一碗，再想喝，没了。自己吊着自己的胃口，慢慢地就会喜欢上白萝卜了。看清汤明澈，萝卜洁白若脂玉，汤面上香菜飘游如萍，油花点点，清香四溢，细品一品，舌齿留香。在这种色香味全的诱惑下，白萝卜就会成为我们每餐必食的品种。此外，我们也可以用糖醋凉拌一小碟白萝卜丝来佐餐。

白色蔬菜里的菜花，也是不容忽视的保健大神，其最特别之处是可以预防乳腺癌。乳腺癌对男女都会光顾，并且也是高发病，所以，让餐桌上也常出现这道菜吧。

黄色蔬菜有南瓜、胡萝卜、韭黄、金针菜、卷心菜等，因富含维生素E，所以有淡化皮肤色斑，延缓衰老的功效。更神奇的是，黄色蔬菜还是抗癌高手。胡萝卜、南瓜中所含有的α胡萝卜素与β胡萝卜素在抗癌方面效果十分显著。

红色蔬菜有西红柿、红辣椒、心里美萝卜、红洋葱、红菜头等，这类蔬菜很醒目，甚至有种热烈的感觉，所以普遍受人喜爱。红色蔬菜含有多种维生素，并且还有特殊的抗感冒因子，可以增强人体的免疫能力。

红色蔬菜中的西红柿，不单是闻名遐迩的抗癌尖兵，也是延缓衰老的神品。年龄增长了，可体力、精力不衰减，就是因为有番茄红素在时时守护。红辣椒在抗衰老方面，也是毫不逊色。常吃辣椒，甚至可以预防记忆力衰退。

绿色蔬菜的种类最多，菠菜、西蓝花、柿子椒、黄瓜、苦瓜、芥蓝、莴苣、芹菜、荷兰豆、油菜……绿色蔬菜是纯天然的抗氧化剂。当阳光袭击绿色蔬菜的叶绿素时，会产生大量自由基，为了防止过度氧化，蔬菜便应运而生地制造出抗氧化剂——叶黄素。叶黄素不仅可以清除人体内过多的自由基，预防心脑血管疾病与癌症，还可以保护视力，缓解视觉疲劳。如果你出现视物模糊、眼睛干涩、眼胀、眼痛、畏光流泪等症状，或者是学生、司机、电脑操作员等职业，就应当经常食用菠菜、西蓝花等富含叶黄素的蔬菜。

紫色蔬菜有紫茄子、扁豆、紫甘蓝、紫菜、苋菜等，其紫色的外衣富含抗氧化剂——花青素。因此，紫色蔬菜也是对抗自由基，延缓衰老的长寿菜。此外，紫茄子富含维生素P，可以防止血管脆裂出血，所以最适合心血管疾病、皮肤紫斑等患者食用。

黑色蔬菜有黑茄子、海带、黑豆、黑香菇、黑木耳等。黑色蔬菜可以刺激内分泌和造血系统，有益肠胃，并且有补肾、防癌的功效，是十足的保健大神！

这里不得不说一下黑木耳。黑木耳有滋润强壮、清肺益气、补血活血、镇静止痛等功效，可以治疗腰腿疼痛、手足抽筋麻木、痔疮出血和产后虚弱等疾病，并且，还能缓和冠状动脉粥样硬化，防治冠心病。其含有的多糖类物质，还具有一定的抗肿瘤作用。从营养角度来说，它的蛋白质含量相当于肉类，维生素B$_2$含量超过米、面和肉类，铁的含量比肉类高100倍，钙的含量是肉类的30~70倍……如此神品，我们怎么能忍心让它从餐桌上消失呢！

总之，蔬菜不同颜色，有不同功效。我们只有让餐桌上的色彩丰富起来，才能保障身体健康！并且，餐桌上的色彩搭配，也是很有讲究的，因为中医有着五色补五脏的说法。

五色补五脏

这个五色补五脏，与前面讲的五味入五脏很相似。五味入五脏，是味道与五脏配对；五色补五脏，是色彩与五脏配对。不过，这个色彩指的是蔬菜纯天然的色彩。

五色补五脏，是指绿色补肝，红色补心，黄色补脾，白色补肺，黑色补肾。

绿叶蔬菜善补肝，肝在窍为目，所以常吃绿叶菜，可以使双眼更健康，更明亮；红色蔬菜善补心脏，心在窍为舌，所以常吃红色的蔬菜，可以使语言表达更顺畅，味觉也更灵敏；黄色蔬菜善补脾，脾在窍为口，所以常吃黄色的蔬菜，可以使口腔更卫生，能预防口腔异味、口腔溃疡之类的病症；白色蔬菜善补肺，肺在窍为鼻，所以感冒流鼻涕的时候，要多吃白色的蔬菜；黑色蔬菜善补肾，肾在窍为耳（和二阴），所以，双耳枯干以及生殖排泄系统有问题，要多吃黑色蔬菜。

另外，还要讲究五色调和，原理与五味调和是一样的。简单来说，就是：绿色蔬菜，配点黄；黄色蔬菜，配点黑；黑色蔬菜，配点红；红色蔬菜，配点白；白色蔬菜，配点绿。这种搭配，不必是同一种菜肴，两种菜肴组合，或者中餐与晚餐互相配合，都是可以的。

比如，最近视力不太好，双眼感觉发涩，需要吃绿叶蔬菜，那就来个菠菜炒胡萝卜丝吧。胡萝卜是脂溶性蔬菜，需要油多一些；菠菜里含有草酸，产生涩味，并且容易导致泌尿结石，所以这个菜要这样做：半根胡萝卜，切细丝；菠菜3棵，洗净，一切两断，放开水锅中烫一下，捞出，凉水冲后，沥干备用；锅中放一些油，放入切好的蒜片，再放入胡萝卜丝，大火煸炒；至胡萝卜丝熟透，蒜香浓郁时，放入菠菜，翻炒几下，然后加入盐与鸡精，出锅。这样，一道绿配黄的小炒就做好了。黄绿相间，蒜香扑鼻，味道甘美，色香味俱全的一道小菜，有助于你双眼明亮，再也没有发涩的感觉了。你说这普通小菜，是多么奇妙！

当然，菠菜与胡萝卜的绿配黄，也可这样做：菠菜炒鸡蛋一盘，再炸胡萝卜片一份；或者胡萝卜炒鸡蛋一盘，再做一个菠菜汤。

当然，也可以中午吃菠菜，晚上吃胡萝卜，也算是绿配黄。总之，饮食上不要过于规规矩矩，要灵活多变，要大胆创新。

生着吃，还是熟了吃

　　我们所看到的各种蔬菜营养含量表，都是生食品的检测数据。煮菜时间过长，或者是炒菜温度过高，都会使蔬菜所含的维生素受到破坏。为了得到更多的营养，我想大多数人肯定跟我一样：能生吃的蔬菜，就不做熟了吃。

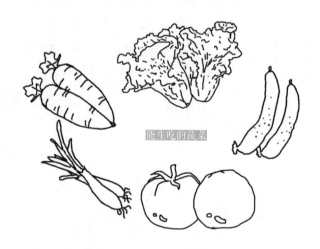

能生吃的蔬菜

可以生吃的蔬菜

　　生吃蔬菜，可以直接摄取人体所需的各种维生素、矿物质、微量元素、植物胶原、糖化酶、蛋白酶、脂肪酶等，好处真的是太多了。而蔬菜一经高温加工，就会损失许多营养物质。

生吃蔬菜省时省力省火，营养全。可以生吃的蔬菜，罗列起来太多了：黄瓜、西红柿、大蒜、大葱、韭菜、香菜、生菜、山野菜、青椒、彩椒、苦菊、穿心莲、大萝卜、胡萝卜、茄子、大白菜、芹菜、洋葱、莴苣、莴苣叶……如此丰富，甚至可以让你远离烟火，重返原始时代。

不过，虽然这些蔬菜都可以生着吃，但有一些，确实是加热后食用会更有利于营养的吸收。

更适合烹饪后食用的蔬菜

加热后更有利于营养吸收的食物有西红柿、胡萝卜、西蓝花、红薯、大白菜等。

先说说西红柿，西红柿里面所含有的番茄红素抗癌、抗衰老，还可以预防动脉硬化、降低患心脏病的风险，但它属于脂溶性营养物质，加油烹炒或煮汤后才更容易被人体吸收。

再说说胡萝卜，胡萝卜所含有的胡萝卜素也是脂溶性营养物质，适合加油烹炒后食用。可是，目前市售的胡萝卜，大多数都是改良品种，又脆又甜，特别适合生吃。

所以我的方法是，一根胡萝卜，一半炒菜，一半生吃。比较尖细的那一半，我用来生吃；另一半切丝或切片，炒着吃。虽然浪费了一点胡萝卜素，但只是一点点，却满足了生吃的香甜口味。有时，我只炸几片胡萝卜佐餐，剩下的，都生吃掉。

西蓝花的茎部，剥去老皮，是可以生吃的。不过，我平时都是把西蓝花用开水烫到八分熟，凉拌或炒食。炒出的西蓝花，要最大限度地保持其绿油油的本色，这样也就最大限度地防止了营养的破坏。西蓝花由于含有丰富的膳食纤维，所以煮熟、炒熟后再吃，更容易消化。

红薯，也是可以生吃的，有的品种的红薯生吃特别脆嫩香甜。但红皮或紫皮的红薯，淀粉含量较多，生着吃不易消化，会产生腹胀等不适感，所以适合煮熟了再吃。

大白菜，分白菜帮、白菜叶、白菜心三部分。白菜帮因为膳食纤维多，适合炒熟食用，好消化。白菜叶，适合做汤、做馅，也是适合熟吃。白菜心，口感细嫩，最适合加糖、醋凉调，非常开胃。当然，嫩菜心炒菜、做汤也是不错的。

不可生吃的蔬菜

上面我们讲了可以生吃，但最好熟吃的蔬菜。下面我要给大家讲讲绝对不能生吃的蔬菜，这些蔬菜生吃，轻则影响健康，重则中毒，不可不慎重对待。

土豆、山药、芋头不能生吃，因为其中的淀粉等营养物质不炒熟不易被人体消化，还会产生腹胀。

菠菜、空心菜、竹笋、茭白等不宜生吃，因为这些蔬菜含有的草酸比较多，草酸在肠道内与钙结合成不好吸收的草酸钙，会干扰人体对钙的吸收，并且还会引发结石。吃这些蔬菜时，最好在开水中烫一下，使大部分草酸被溶解消除后，再凉调或清炒。

扁豆、菜豆、刀豆等都不能生吃，因为扁豆外皮含有的皂苷是一种毒蛋白，豆角的两端、荚丝和老扁豆含有的皂苷最多，所以，吃豆角要去掉荚丝与两端，并且要充分煮透、炒熟，否则，就会食物中毒。

此外，木耳与黄花菜，也不能生吃。新鲜的木耳含有叶林类光感物质，生吃新鲜的木耳，会引起日光性皮炎、皮肤瘙痒、水肿和疼痛等症。黄花菜中含有秋水仙碱，经肠胃吸收后会氧化形成毒性很强的二秋水仙碱，刺激肠胃，使人出现嗓子发干、胃灼热、干渴、腹痛、腹泻等症。而经过蒸煮、干制的黄花菜，其含有的毒碱被破坏掉了，再加上我们吃黄花菜时，都要把干制品放清水中浸泡，然后再做汤或炒菜，所以才不会中毒。

你知道膳食金字塔吗

如果人每天摄入的营养过多，消耗的能量却很小，身体就会越来越胖，并因肥胖而引发多种疾病；如果人每天摄入的营养不足，消耗的能量却很大，身体就会日渐消瘦，并因营养不良而引发多种疾病；如果人每天吃饭都偏食，时间一长，就会营养失衡，不是脂肪摄入过多，就是微量元素摄入过少，从而引发多种疾病。

为了能够让我们每天摄入的营养不多不少、刚刚好，并且还保证营养均衡，从而拥有健康的身体，中国营养学会制定了《中国居民平衡膳食宝塔》。

一座给你健康的宝塔

1992年，美国农业部正式发布《食物金字塔指南》（简称《膳食金字塔》或《营养金字塔》），用来指导美国公民正确选择饮食，从而保持健康的身体，减少疾病的发生。这个金字塔指南的发布，意义非常重大，引发世界范围对科学饮食的关注。

1997年，中国营养学会正式公布了《中国居民膳食指南》。这是针对我国国情与民众的体质特点而制定的饮食方案，将其核心内容绘制成图表，就是有名的《中国居民平衡膳食宝塔》，不过，人们仍然习惯地称其为"膳食金字塔"。

　　这个中国的膳食金字塔，经过不断修改，如今已更新到了2016版。不要小觑这个小小的图表，它能告诉你如何合理搭配膳食，从而达到营养全面均衡。

　　下面就来解读下2016版膳食金字塔的构成以及膳食金字塔每层包含的内容。

中国居民平衡膳食宝塔（2016）

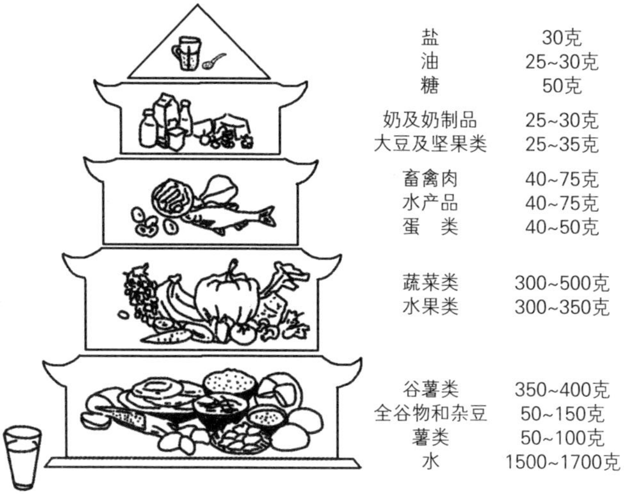

盐	30克
油	25~30克
糖	50克
奶及奶制品	25~30克
大豆及坚果类	25~35克
畜禽肉	40~75克
水产品	40~75克
蛋 类	40~50克
蔬菜类	300~500克
水果类	300~350克
谷薯类	350~400克
全谷物和杂豆	50~150克
薯类	50~100克
水	1500~1700克

　　从上图可知，中国居民平衡膳食宝塔从下至上，一共有5层。

　　第一层，是谷类及薯类食物，每人每天应该吃250~400克（全谷物和杂豆50~150克，薯类50~100克）。

第二层，是蔬菜和水果类，每人每天应该分别吃300~500克和200~350克。

第三层，是肉类，每人每天应该吃120~200克（牛肉、羊肉、猪肉、鸡肉、鸭肉等畜禽类每天吃40~75克，鱼、虾、蟹等水产品每天吃40~75克，蛋类每天吃40~50克）。

第四层，是奶类和坚果类，每人每天应吃相当于鲜奶300克的奶类及奶制品，干豆、坚果为30~50克。

第五层，塔顶是烹调油、食盐和糖，每天烹调油为25~30克，食盐不超过6克，糖50克。

此外，膳食宝塔图还增加了水和运动的形象。水是生活之源，所以宝塔的最底层的地基部分代表水，每天要饮水1500~1700毫升。这是指温和气候下的饮水量，在热天与体能消耗过大时要有所增加。饮水应少量多次，要主动，不要感到口渴时再喝水。

我国大多数成年人都存在运动量不足的问题，所以营养学会建议成年人每天进行累计相当于步行 6000 步以上的身体活动，如果身体条件允许，最好是进行30分钟中等强度的身体锻炼。

膳食金字塔的缺陷

膳食金字塔确实为我们的合理饮食提供了不小的方便，很有益处。然而，膳食金字塔出现的那一天，便是带着缺陷来的，并且至今也没有真正完善起来。

要说这缺陷，就得先说说美国。美国的土地比较肥沃，农业又比较现代化，出产的粮食太多吃不完，只能大量出口，而美国人民又是标准的食肉民族。美国农业部为了加大农产品的消费，所以在最初定制这个膳食金字塔的时候，便有意加大了农产品的消费力度，使其保健力度有所减弱。

中国的膳食金字塔借鉴的美国的膳食金字塔，基本上大同小异。所以，如果你想增强膳食金字塔的保健力度，那以下几项事情，你必须要记清楚。

第一，精制淀粉的摄入量过多，会增加患心脑血管疾病与糖尿病的风险。比如土豆、精米细面及其制品，是导致糖尿病的危险因素，并且过量食用，还会导致低密度脂蛋白胆固醇升高，增加患心脑血管疾病的风险。

因此，2016版的膳食金字塔修改了宝塔第一层的数据，将原来"谷类每日300~500克"改为"谷薯类每人每天应该吃250~400克（全谷物和杂豆50~150克，薯类50~100克）"。即使这样，对于易患、已患糖尿病、心脑血管疾病人群，则应当吃全谷物、粗杂粮及其制品，不吃或少吃土豆、精米细面及其制品。

第二，膳食金字塔中建议"每日烹调油为25~30克"，加剧了人们对脂肪的恐惧。其实，不是所有脂肪都对人体有害。脂肪分为单不饱和脂肪、多不饱和脂肪和饱和脂肪、反式脂肪，前者是好的脂肪，对心脏非常有帮助，可以改善胆固醇水平，有助于预防各种心脏疾病。像橄榄油、花生油、菜籽油、玉米油及坚果与鱼类的脂肪，都是心脏的保护神，我们平时应尽量多吃这些油。

过量摄入饱和脂肪和反式脂肪会导致动脉硬化、血栓形成，从而诱发心脏病、中风和其他疾病，饱和脂肪和反式脂肪主要存在于红肉、全脂牛奶、棕榈油、人造黄油、烘焙和炸制过的食品中，这些脂肪我们就要最大限度地减少摄入量了。

第三，红肉（牛、羊、猪等）含有较多饱和脂肪和胆固醇，因此要少吃，而要优先摄取鱼类、禽类、豆类及坚果类的蛋白质。

第四，我国膳食金字塔（2016版）将奶及奶制品从以前的每日摄入100克，提升到300克。不过，全脂牛奶含有饱和脂肪与胆固醇，所以建议大家少喝些奶，如果喝，就尽量喝些大品牌的高质量奶。

腹泻时应该少吃蔬菜

腹泻的时候，卫生间却被人长时间占用，你肯定认为这是世间最悲剧的事情。然而，还有更悲剧的事情，那就是腹泻期间，还大量吃蔬菜。

原来，很多新鲜蔬菜，如小白菜、韭菜、菠菜、卷心菜等，都含有硝酸盐。硝酸盐广泛存在于各处的土壤中，可以促进植物的生长。土壤中缺少硝酸盐，植物的叶子就会发黄干枯。农田里年年种植各种庄稼，导致土壤营养贫乏，影响农作物生长。为了让庄稼长得好，人类便发明了化肥。化肥的主要成分，就是各种硝酸盐与尿素。

虽然硝酸盐已经到处都是了，但硝酸盐并不可怕。硝酸盐加热分解，只是分解成金属氧化物、氧气与氮气。可怕的是，硝酸盐还能转化成亚硝酸盐，亚硝酸盐是人类健康的杀手！

亚硝酸盐进入人体血液后，会形成高铁血红蛋白，从而使血液失去输送氧气的能力，使人因缺氧而中毒。患者轻则头昏、心悸、呕吐、口唇青紫，重者神志不清、抽搐、呼吸急促，抢救不及时可危及生命。

不仅如此，亚硝酸盐与仲胺类发生作用会形成亚硝胺类，它是致癌、致畸、致突变的物质，在人体内积蓄到一定剂量时，便会严重危害人体健康。

蔬菜在种植过程中，人们会施放化肥，所以硝酸盐含量会较高。平时吃蔬菜时，这些硝酸盐不会影响身体健康。但腹泻、消化功效失调，或胃酸过低时，肠内的硝酸盐还原菌大量繁殖，会将硝酸盐还原成亚硝酸盐。随着被还原的亚硝酸盐不断增多，就会造成亚硝酸盐中毒。中毒患者最明显的特征是因缺氧而嘴唇发黑，所以称为乌嘴病，也称肠原性发绀。

明白这些道理，我们就会明白，其实腹泻时，不单是蔬菜尽量少吃或不吃，含有硝酸盐较高的其他食物，也是绝对要禁食的。腹泻时，最好吃些面条、面汤等易消化食物。

亚硝酸盐含量高的食物主要有以下几种。

1. 熟肉制品

亚硝酸盐可引起中毒，还会致癌，然而，它却是各国许可使用的食品添加剂，这是因为肉类食物特别容易滋生肉毒梭状芽孢杆菌。这种肉毒素特别可怕，只要1克，就可使100万人立刻毙命。而这种毒素的克星，人们目前只发现了亚硝酸盐，别无选择。此外，亚硝酸盐可以让肉煮熟后颜色变得粉红，肉鲜嫩，还会延长食品的保质期，所以很多熟肉制品里都添加了亚硝酸盐。

因此，熟肉制品，要尽量少吃。实在嘴馋，购买时要仔细挑选。比如，鸡肉煮熟后应当是白色或灰白色的，猪肉煮熟后应是灰白色或浅褐色的，牛、羊肉煮熟后应当是浅褐色或褐色的。如果颜色变成粉红色的，并且这种粉红色从里到外都一样，那肯定是添加了亚硝酸盐，不可购买。

2. 腌菜

腌菜，尤其是爆腌菜，也就是四川人所说的跳水泡菜，含有的亚硝酸盐非常高，最好不要食用。一般来说，腌菜腌了一个月之后，亚硝酸盐的含量便会明显降低，完全可以放心食用了。

此外，腌菜中添加鲜蒜、鲜姜、鲜辣椒等，均可以有效降低亚硝酸盐的含量。如果你还是不放心这种腌菜，那吃之前用水浸泡，就可以去除过多的亚硝酸盐。

3. 不新鲜的蔬菜

蔬菜，特别是绿叶菜中的硝酸盐含量非常高，大约90%的硝酸盐来自于蔬菜，而只有9%的来自肉制品与腌制食品。存放时间较长的蔬菜中的硝酸盐会被蔬菜本身的硝酸还原酶转变为亚硝酸盐，因此，蔬菜尤其是绿叶蔬菜最好不要存放超过3天。

如果没有天天买菜的习惯，那么买回来的菜最好放入冰箱内冷藏。腐烂的菜叶子亚硝酸盐含量极高，绝对不能吃。打蔫掉叶的蔬菜，亚硝酸盐含量也很高，最好也不要食用。

菠菜、芹菜、大白菜、小白菜、圆白菜、生菜、韭菜、菜花、萝卜叶、芥菜等，都是硝酸盐含量较高的蔬菜，一定要买最新鲜的。如果有些不太新鲜，吃前最好在开水中烫一下，这样可以除去70%以上的硝酸盐或亚硝酸盐。

4. 隔夜菜

吃过的剩菜，往往容易被细菌污染，而细菌又会将菜里的硝酸盐转化成亚硝酸盐，所以，隔夜菜最好不要吃。不过，谁家都会有偶尔剩菜的情况，偶尔吃一次，应当不会有大问题，但一定要放在冰箱保存。因为隔夜菜在保存24小时以上时，亚硝酸盐的含量为2~5毫克/千克，而我国熟食亚硝酸盐残留标准是30毫克/千克。既然我们不怕吃一根香肠腊肉，对于偶尔吃一次隔夜菜，也就大可不必恐慌了。

如果当天菜做多了，那么最好是未食之前装封好，然后放入冰箱保存。这样，亚硝酸盐的含量也就大大降低了，下一餐时热一热，便可放心食用了。

剩下的凉拌菜，一次吃不完，存放一两天后，看着还是很新鲜，吃起来仍然很脆嫩，但其中的亚硝酸盐的含量却早已超标，所以，最好不要吃。

5. 火锅汤

火锅汤中会溶有蔬菜、肉类中的硝酸盐与亚硝酸盐，并且火锅汤中的氨基酸和胺类物质含量不少，在加热条件下，可与亚硝酸盐合成亚硝酸胺类致癌物，所以，火锅汤最好不要喝，尤其是涮过许多蔬菜、肉类、海鲜，又长时间处于加热状态的火锅汤。

6. 有刺鼻味道的海鲜制品

虾皮、小虾米、小鱼、贝粒、鱿鱼丝、鱼片干、咸鱼等海鲜制品，都含有亚硝酸盐，吃的时候一定要控制数量，并且不能经常吃。尤其是有刺鼻味道的海鲜制品，更是要少吃或不吃，因为这种刺鼻味道说明其中的亚硝酸盐含量早已超标。

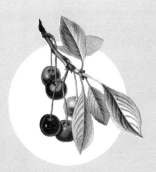

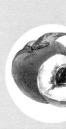

第 二 章

蔬女养颜经

YANGSHENGJING

萝卜：天下养颜第一品

俗话说："萝卜白菜，各有所爱。"话虽如此，但真正爱吃萝卜的，还真是不多。但萝卜是守护人类健康的第一神品。

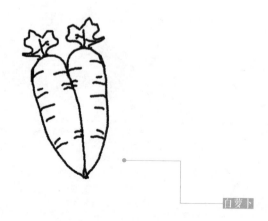

白萝卜

老百姓的人参

萝卜被誉为"老百姓的人参"，其保健功效经历了几千年的考验，是集保健、美白、排毒、抗癌、强身、益肺、解渴、充饥于一体的神品。想要肌肤若冰雪、面色如桃花的蔬女们，餐桌上千万别少了它。

在很久以前，野生萝卜生长于欧亚人陆温暖的海岸，很早便成为欧亚大陆各民族的重要食物，甚至早于文字的出现。曾经的欧亚大陆，居住着世界90%的人类。尼罗河流域、底格里斯-幼发拉底河流域、印度河流域和黄河流域，是人类文明的摇篮。萝卜这种不起眼的蔬菜，曾经便为四大文明古国民众的健康保驾护航。

正是由于萝卜的保健功效立竿见影，所以，各地区的人们开始争相种植。

我国种植萝卜的历史非常悠久。我国古代，将白菜、芜菁、油菜和萝卜统称为"菘"，北魏时期贾勰在所著的《齐民要术》中才把它们一一分开。李时珍的《本草纲目》对萝卜名称的解释是："菘乃菜名，因其耐冬如松、柏也。莱菔乃根名，上古谓之芦，中古转为莱菔，后世讹为萝卜……"由此不难看出，这萝卜可是三皇五帝时就有的蔬菜了，并非是舶来品。

正是由于栽培历史悠久，所以我国萝卜的品种极其丰富。现在市面上除了乒乓球大小的小红萝卜为欧洲品种，其他基本皆是中国品种：石家庄白萝卜、天津沙窝萝卜、北京心里美、济南青圆脆、成都春不老、杭州大红缨、南京五月红、东北红萝卜……不胜枚举。

绿如翡翠，白如汉玉，红如玛瑙，美丽的色彩，向人们表达着其不同凡响的养生功效：萝卜中含有丰富的维生素C和微量元素锌，可增强人体的免疫能力，抑制黑色素形成，阻止脂肪氧化，防止脂褐质沉积，使皮肤白净细腻。此外，肠道内大肠杆菌分解蛋白质会产生有毒的氨类物质，从而加速机体老化，而白萝卜可抑制这种不利因素，从而起到养颜益血的作用。因此，常吃萝卜，想不美白红润，都是难上加难啊！

此外，萝卜中含有的芥子油可以促进胃肠蠕动，帮助消化，增加食欲，并且有助于排便，使体内废物彻底排出；萝卜中的淀粉酶能够分解食物中的淀粉、脂肪，使营养物质得到充分的吸收。食欲有了，消化能力强了，废物及时排出了，又怎么能不美颜呢？

除了美颜，萝卜的抗癌功效更是无比神奇。萝卜中的维生素C是阻止癌细胞生长的第一道屏障；萝卜中的木质素，可以使人体的巨噬细胞活力增强，从而逐个吞噬掉已出现的癌细胞；萝卜中还含有能分解亚硝酸盐的酶，使体内过多的亚硝酸盐分解消失，解除中毒与癌变的危险；萝卜中的吲哚可抑制肠癌的恶化，还能预防结肠癌。另外，萝卜还能清除肺尘，辅助治疗矽肺。

你看，萝卜可以让你美白如冰雪，红润若桃李，还能防癌抗癌，这么神奇的蔬菜，怎么能忍心因为偏食而抛弃它呢！尤其是，萝卜可以用各种方法制成各种美味佳肴，正如明代大医药学家李时珍所说，萝卜"可生可熟、可菹可酱、可豉可醋、可饭"，是"蔬中之最有利益者"。

萝卜生吃，脆嫩爽口；红烧清炖，酥软滑香；用盐一腌，就是美味又营养的咸菜；用酱一腌，就是可口的酱菜；用豆豉腌制，就是老少皆宜的风味小菜；用糖醋一拌，就是餐前开胃菜。用萝卜丝加面粉制成主食，就是美味可口的萝卜丝饼。

如此一说，诸位是不是也对萝卜开始有了些小兴趣，想要学一些用萝卜做菜的方法啊？别急，在此之前，我们先说说萝卜的饮食禁忌，然后再说菜谱。

饮食禁忌

单纯性甲状腺肿患者不宜吃萝卜，会诱发或者加重甲状腺肿大。

脾虚泄泻、胃溃疡、十二指肠溃疡、慢性胃炎、腹胀、先兆流产、子宫脱垂的患者不宜吃萝卜，会加重不适。

服用人参、西洋参时，不宜吃萝卜，会减轻药效。

萝卜与蛇肉不宜同食。

萝卜美颜菜谱

1. 糖醋萝卜片

食材

白萝卜半根，白醋、白糖、盐各适量。

做法

（1）白萝卜洗净去皮，切成薄片，然后装入玻璃碗，撒一点盐，拌匀，静置半小时。（萝卜片视萝卜直径大小，可切成半圆形、扇形、棱形等。）

（2）倒入白醋，加入白糖，拌匀，即可食用。或者拌匀后，套上保鲜膜，放入冰箱保鲜室，第二天吃，味道更佳。

> **健康小语**
>
> 这道小菜，非常适合饭前开胃。每次吃饭前，从冰箱里拿出来，取用十几片，其余仍放回冰箱保存，可以连吃数天。配合主菜、汤菜、主食一起食用，可以增强食欲，加强营养。如果要想美白皮肤，那么就得加大食量，每天最好吃半根萝卜。如果用蜂蜜替换白糖，再加入几片鲜柠檬，那美白功效会更好，并且还是治疗咳嗽的偏方。

2. 红烧萝卜

食材

白萝卜半根，花生油、酱油、盐、料酒、糖、葱末、姜末、花椒各适量。

做法

（1）将白萝卜洗净去皮切块，大小比拇指略粗即可；用开水将萝卜块煮至八成熟后捞出，沥干水分待用。

（2）炒锅中倒入适量花生油，放入花椒，开火加温，待花椒炸至焦黄时，关火，将花椒捞出丢掉，制成花椒油；旺火加热，投入葱末、姜末，出香味后，依次将酱油、白糖、盐、料酒、适量水与萝卜块放入炒锅。

（3）大火烧开后，改温火小炖。待到萝卜熟透酥软后，大火收汁，至汤汁少于一半时，加入水淀粉，炒匀出锅。

健康小语 ▶▶

这道菜酥软咸香，很适合配米饭食用。

常吃红烧萝卜，保健、美颜又抗癌，何乐而不为！为了增加蛋白质的摄入量，也可以分别加入红烧肉、虾仁、海参、鱿鱼片、羊肉、牛肉等来烧制。方法是将以上食材炒熟或煮熟，最后在萝卜收汁时加入，就可以制成萝卜红烧肉、红烧萝卜虾仁、萝卜烧海参、萝卜烧鱿鱼、萝卜烧羊肉等菜肴了。爱吃香菜的，可以在红烧萝卜盛盘后，再撒上一些香菜末，那样会更加美味。尤其是萝卜烧羊肉，配些香菜，味道最佳。

3. 羊肉萝卜汤

食材

羊排200克，白萝卜半根，葱、姜、蒜、花椒、盐、香菜各适量。

做法

（1）将切好块的羊排洗净，萝卜去皮切块，然后分别放入开水锅中烫一下，萝卜烫至八成熟，这样可以去除羊肉的血水，去除萝卜的涩味。

（2）将羊排放入汤锅中，加水，再加花椒、葱段、姜片、蒜瓣，开大火煮沸，然后转温文慢炖。

（3）羊排炖酥烂后，加萝卜块，炖至萝卜酥软，加盐调味后，出锅。吃时，撒上香菜末。

健康小语

羊肉萝卜汤是我国传统的经典汤菜之一，味道鲜美，营养丰富，尤其适合冬季进补。按照传统做法，羊肉是不能焯水的，而应当冷水下锅直接煮，以防营养的流失。但由于目前的牛羊饲养都是一半饲料一半草料，所以，建议做汤时还是焯水，以便去除一些有害物质。

羊肉做汤越清淡越好，这样才能彰显出羊肉特有的鲜味。做羊肉汤最重要的调料是花椒与葱，对提升羊肉的鲜美很有用处，必不可少。如果爱吃辣味，还可以在汤中加入胡椒粉。

如果自己平时没有太多时间做饭，可以买羊肉片代替羊排，并把萝卜切成丝，很短的时间内就可以做出一碗鲜美的羊肉汤了。

4. 萝卜丝饼

食材

萝卜半根，面粉、盐、食用油、辣椒末、酱油、醋各适量。

做法

（1）将萝卜去皮刨丝，加一些盐，然后放入适量面粉拌匀，成糊状即可。

（2）煎锅内放油，开火加温，至油热后，用大勺子盛一勺面糊放入煎锅，用温火慢慢煎。

（3）煎至一面有些焦黄时，用铲子轻轻翻面，继续煎。

（4）两面焦黄，即可盛出装盘。

（5）锅内放油少许，油热后放入辣椒末、盐，辣香味飘出时，倒入小碗中。再配上酱油与醋，制成蘸汁。

健康小语 ▶▶

吃萝卜丝饼时蘸着辣汁，再配上一碗小米粥，一碟小咸菜，那真是美哉美哉啊！

冬瓜：美颜瘦身神品

冬瓜虽然普通，但是有着非常强大的保健美颜功效。常吃冬瓜，可以使人气色好看、身轻体健，还能延缓衰老。正如中医四大经典著作之一的《神农本草经》所言，冬瓜"令人好颜色，益气不饥，久服轻身耐老"。

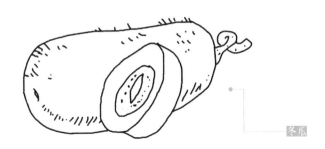

冬瓜

中国传统的美颜保健菜

冬瓜的形状，就像古代那种又方又长的枕头，所以又叫枕瓜。冬瓜表面有一层白粉，就像是冬天长出的瓜表面结了一层霜，故取名叫冬瓜，也叫白瓜。

冬瓜原产于我们和东印度，我国的栽培历史已有2000多年。

《神农本草经》中记载，常吃冬瓜，可以令人气色健康，白里透红，与众不同。并且还能补充精气，令人"气足不思食"，不会经常感到饥饿疲惫。吃冬瓜时间久了，身体会更加苗条，体重减轻，并且延缓衰老，越活越年轻。

现代科学证明，冬瓜含有微量元素锌与镁，锌可以促进人体生长发育，镁可以使人精神饱满，面色红润。冬瓜还含有非常丰富的维生素C，可以提高人体免疫力，延缓衰老，使人肤色洁白如玉。

冬瓜是唯一不含脂肪的瓜菜，并且其中含有丰富的葫芦巴碱和丙醇二酸，前者可加速体内新陈代谢，后者可阻止糖类转化成脂肪，所以，冬瓜是最安全有效的减肥食品。瘦身又强体，立竿见影。

此外，冬瓜还有消暑、利尿消肿、清热解毒、养胃生津、清降胃火以及辅助治疗动脉硬化、冠心病、高血压、水肿、腹胀、糖尿病等疾病的功效，并且还可以解酒毒与鱼毒。

冬瓜可以烹调出多种菜肴，适于烧、炖、熬汤等，并且无论怎样做，都能做成色香味俱全的美味佳肴。既想美颜，又想瘦身，还想健康的女性朋友们，千万不要错过冬瓜这位健康守护神哇！

饮食禁忌

冬瓜可以说是百无禁忌。其性微凉，味甘、淡，所以与温热性质的羊肉或寒凉性质的虾、鱿鱼等，都可以烹制出味道绝佳的菜肴。如果勉强想出一条禁忌来，那便是对于已经很瘦弱、体内严重缺乏脂肪的人群，还是少吃冬瓜为好。

冬瓜美颜瘦身菜谱

1. 红烧冬瓜

食材

冬瓜500克，白糖、花生油、生抽、老抽、盐、蚝油、葱末各适量。

（1）将冬瓜洗净，去皮，去瓤，表面打上花刀，然后改切成方块。

（2）往炒锅中放入花生油，然后加入白糖，油热白糖微黄时，倒入切好的冬瓜块，翻炒。

（3）加入盐、生抽、老抽适量，调味调色。

（4）加入适量水，盖上锅盖，温火煮至冬瓜酥软。

（5）加蚝油，大火收汁，撒上葱末，出锅盛盘。

> **健康小语** ▶▶◆
>
> 　　这道菜味道浓香，营养丰富，却脂肪含量极低，比较适合想要减肥的人食用。
>
> 　　这道菜，也可以做成冬瓜烧羊肉，将煮熟的羊肉块在第（5）步时加入，最后出锅时最好是加些香菜末，营养会更丰富，味道也会更加诱人。由于羊肉的脂肪熔点高，不易被人体吸收，所以冬瓜与羊肉同做的菜，不会影响减肥效果。

2. 干贝香菇炖冬瓜

食材

冬瓜500克，干贝5粒，干香菇3朵，花生油、姜、盐各适量。

做法

（1）将干贝与香菇分别洗净，分别用温水泡发后，切丝，待用。

（2）冬瓜洗净去皮，然后切成小块，姜切成细丝。

（3）炒锅放入油，加热后，放入姜丝、香菇、干贝同炒。

（4）炒至香味浓郁时，加入冬瓜块与适量的水。大火烧开后，用温文慢炖。

（5）炖至冬瓜酥软，大火收汁，加盐调味，即可出锅装盘。

3. 冬瓜羊肉丸子汤

食材

羊肉馅200克，冬瓜200克，蛋清1个，盐、香菜、花椒粉、胡椒粉、葱末、香油各适量。

做法

（1）将羊肉馅加葱末、花椒粉、胡椒粉、蛋清、盐，搅拌至肉起劲。

（2）冬瓜洗净去皮，切成薄片。

（3）锅中放水，大火烧开，然后用小勺子将羊肉馅制成一个个小丸子，放入沸水中。

（4）丸子全部入锅后，待丸子变色发紧，再将冬瓜片投入。

（5）煮至冬瓜半透明酥软后，加适量盐与香油，关火，在汤面上撒一把香菜，即可享用了。

冬瓜羊肉丸子汤是一道传统经典名菜，汤色清澈，清淡可口，香气悠然，回味无穷。夏天吃可消暑气，冬天吃可补阳气，四季皆可食用。这是因为，冬瓜的寒凉与羊肉的温热得到很好的中和，使整体汤菜性质平和，营养丰富，会让女性朋友们越吃越苗条，越吃越白嫩红润，越吃越健康，越吃越年轻漂亮。

4. 海米冬瓜

食材

冬瓜500克，海米50克，盐、食用油、姜、葱、淀粉各适量。

做法

（1）将海米泡发，冬瓜洗净去皮，去瓤，切成薄片；葱、姜切末。

（2）炒锅放入油，烧热后，投入葱末、姜末、海米，爆香后，加入冬瓜与水适量，大火烧开后，温火慢炖。

（3）冬瓜熟透后，大火收汁，加盐，下水淀粉勾薄芡，炒匀装盘即可。

这道菜也是中国传统经典名菜，汁浓味鲜，瓜嫩爽滑，营养丰富，有美容养颜、减肥强身之功效。这道菜中的海米也可用虾皮、鲜虾仁代替，但以海米烧制出的菜肴味道最佳。用虾皮、海米炒冬瓜，要控制好盐量，不可多放，因为海米与虾皮是咸的。用鲜虾仁炒冬瓜，则食盐要适当多放一些。

黄瓜：最方便的减肥菜

黄瓜是最方便的减肥菜，甚至不需要烹调，洗干净就可以直接吃。既解渴，又充饥，减肥的同时，还能补充人体必需的营养物质。让你瘦而不黑，瘦而不弱，身体更健康。

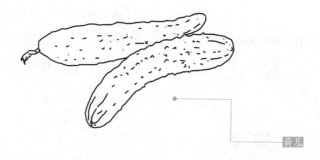

黄瓜

小黄瓜，大保健

黄瓜原产于喜马拉雅山脉南麓热带雨林地区，在公元前便已向东西方传播。中国的黄瓜，最早是汉代张骞出使西域带回来的种子种植的，所以当时称为胡瓜。相传十六国时期的后赵皇帝石勒禁止人们说话写文章出现"胡"字。曾指着一盘胡瓜问大臣樊坦为何物,樊坦回答说:"金樽甘露,玉盘黄瓜。"从此,胡瓜便被称为黄瓜了。

黄瓜色泽翠绿,口感脆爽,营养丰富,因而深受人们的喜爱。女士最爱的,当然是黄瓜的减肥功效。黄瓜中含有的丙醇二酸可以抑制糖类物质转化为脂肪,含有的细纤维素可以促进肠道蠕动,加速废物排泄,改善人体新陈代谢,同时还能降低血液中的胆固醇、甘油三酯的含量,因此常吃黄瓜,不但可以有效减肥,还可以预防冠心病与糖尿病的发生。

黄瓜性凉,味甘,还具有利水利尿、清热解毒、顺发亮甲、清新口气、保护肾脏、醒酒消暑,缓解关节炎与痛风疼痛,防止唇炎、口角炎等诸多功效。一根小小的黄瓜,功效真的是不同凡响啊!

饮食禁忌

黄瓜既可以炒食,又可以当水果生吃。

不过,黄瓜性凉,花生多油脂,两者相遇会增加其滑利之性,可能导致腹泻。因此,胃肠功能较弱的人不宜同时吃这两种食物。

另外,黄瓜含有维生素C分解酶,如果黄瓜生吃,这种酶就会保持一定的活性,会破坏其他食物中的维生素C,所以黄瓜生吃时,不宜与含维生素C较多的食物同食,如西红柿、辣椒等。

黄瓜瘦身菜谱

1. 拍黄瓜

食材

黄瓜1根，大蒜半头，盐、香油各适量。

做法

（1）黄瓜洗净去皮，拍碎；大蒜去皮，拍碎。

（2）将黄瓜、大蒜、盐放一起拌匀，撒上一点香油即可。

> **健康小语** ▶▶
>
> 　　拍黄瓜是北方经典名菜，制作简单，黄瓜特有的清香与蒜香相融为一，相得益彰，味道极其鲜美，并且营养丰富，既可瘦身美颜，又可以强体抗癌，是一道普通而绝不平凡的好菜。有的女生不爱吃蒜，可以用葱来代替；有的还不爱吃葱，也可以只放盐，细品黄瓜特有的清香，在盐的作用下被放大，也会令你胃口大开的。此外，也可以用辣椒油、酱油、醋、白糖等凉拌黄瓜条，清脆爽口，也别有风味。
>
> 　　需要说明的是，黄瓜一定要挑选新鲜、细嫩的黄瓜。不新鲜的黄瓜或者长得太老的黄瓜营养损失较多，味道差，不建议食用。

2. 黄瓜炒虾仁

食材

黄瓜1根，虾仁150克，姜、盐、油、蚝油各适量。

做法

（1）将黄瓜冲洗干净，然后切成黄瓜丁；虾仁洗净，姜切丝。

（2）炒锅放食用油适量，加热后，放姜丝、虾仁，翻炒。

（3）待虾仁变红，投入黄瓜丁，加盐、蚝油，翻炒至黄瓜微熟，出锅盛盘即可。

> **健康小语** ▶▶ ◆
>
> 黄瓜属于鲜嫩蔬菜，烹调时最好用大火，烹调时间要短，不要把黄瓜炒过火，这样，黄瓜的清香味便会更多，营养价值也损失较少。黄瓜与虾仁同炒，增加了优质蛋白的摄入量，减肥的同时，也使营养摄入更加全面。

3. 黄瓜炒羊肉

食材

黄瓜1根，羊肉150克，葱、食用油、盐、酱油各适量。

做法

（1）将黄瓜洗净切片，羊肉切片。

（2）炒锅中放油，加热至油温七成热时，投入羊肉，翻炒。

（3）羊肉变色后，加入葱花，略炒后，放黄瓜片，加酱油、盐，翻炒至熟出锅即可。

黄瓜特有的清香,配上羊肉特有的鲜香,在盐与酱油的作用下,会产生独特的鲜美异常的味道。这道菜特别适合配米饭吃,会令你胃口大开,并且营养很丰富。

4. 黄瓜炒鸡蛋

食材

黄瓜1根,鸡蛋2枚,葱、盐、食用油各适量。

做法

(1)黄瓜洗净,斜切成片;鸡蛋打入碗中,打散。

(2)炒锅加油,大火加热,待油温七成热时,放入蛋液,炒散,再放入葱花。

(3)葱花出香味后,放黄瓜片,略炒几下,加盐适量,翻炒两下后,即可出锅。

这是北方经典农家菜,依然是普通却不平凡的一道菜。鸡蛋中含有的胆固醇,在黄瓜的作用下不会对身体造成伤害。

豆芽：明目嫩肤祛斑菜

豆子一发芽，有害物质立刻减少，营养物质增多。所以，吃豆子，不如吃豆芽。豆芽中含有丰富的维生素A、维生素E、维生素C，常吃豆芽可以令人双眼明亮、皮肤细腻、雀斑变淡、褐斑减少、肤色洁白，美颜功效十分显著。

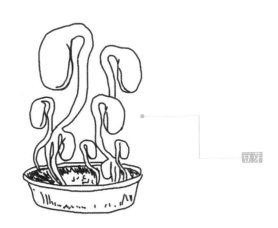

豆芽

小小芽菜，蔬女最爱

豆芽是世界上公认的中国发明菜，在《神农本草经》上已有记载。我国古代所吃的豆芽，是黑豆的芽，后来各种豆芽菜相继出现，品种越来越丰富。如今市场上最常见的豆芽菜，主要是黄豆芽、绿豆芽与豌豆芽（苗）。

营养学家提倡人们少吃豆子，多吃豆芽。这是因为豆子一发芽，其对人体有害的物质大部分会被降解破坏掉或完全消失；对人体有益的营养物质，则大大提高，甚至翻数倍。比如，黄豆中含有的不能被人体吸收却又会引起腹胀的棉籽糖等，在发芽过程中会急剧下降以至消失，而更多的钙、磷、铁、锌等矿物质元素则在酶的作用下被释放出来，提高了营养价值。

不同豆芽，功效略有区别。黄豆芽重在健脾养肝，绿豆芽重在清热解毒，豌豆芽重在消肿消炎、健脾消食。可是在美颜嫩肤方面，却都有着相同作用。这些豆芽都含有相当丰富的维生素A、维生素E、维生素C，所以常吃豆芽可以令人双眼明亮、皮肤细腻、雀斑变淡、褐斑减少、肤色洁白。此外，这些豆芽都含有天门冬氨酸物质，可以降低血液中的氮和二氧化碳的含量，增强肝脏功能，消除疲劳，使人精神焕发，神采奕奕。

此外，豆芽都含有丰富的叶绿素，可以分解人体内的亚硝酸胺，清除人体内过多的自由基，从而有抗癌、延缓衰老的作用。并且，豆芽都含有大量的抗酸性物质，可以预防高血压、心脏病与动脉硬化等疾病的发生。

豆芽脆嫩爽口，营养丰富，既可以清淡小炒，也可以麻辣火锅；既可以风味凉拌，又可以靓汤登场。口味可淡可浓，风格多变。尤其是其苗条修长的曲线，更是潜移默化成少女最初的偶像。哪曾想，本来看中了豆芽的减肥功效，结果却越吃越令双眼明亮，明眸善睐、秋波流转；却越吃越令人肤如凝脂，粉面桃花；却越吃越令人神采焕然、魅力四射，悄然之间，便脱了胎，换了骨，由美女升格成了女神！

这看似弱不禁风的小小豆芽，竟然就是如此的神奇！

饮食禁忌

一般人皆可以食用豆芽，可以说是百无禁忌。

在烹调豆芽时，不可加碱，以防破坏其丰富的维生素。最好是加一点醋，有助于减少维生素的损失。

豆芽不可长时间高温加热，无论焯、炒、煮、炖，八分熟即可，以保证营养素的最大利用率。

患有慢性胃炎及消化不良的病人，不能多吃豆芽，否则容易引起腹泻。

不要吃以激素、化肥、除草剂等催发的无根豆芽，这种豆芽往往有刺鼻味道。购买豆芽最好到超市选择信誉度较高的品牌，或者自己泡发豆芽吃。

豆芽明目美颜菜谱

1. 韭菜炒绿豆芽

食材

绿豆芽300克，韭菜100克，花椒油、盐、白糖、醋、酱油各适量。

做法

（1）将绿豆芽洗净，韭菜洗净，切段；盐、糖、醋、酱油各适量加入碗里，调匀。

（2）旺火上锅，倒入适量花椒油，油温至八成热时，同时放入绿豆芽与韭菜。迅速翻炒几下，豆芽刚八分熟时，马上投入拌好的调料汁，翻炒两下出锅。

健康小语 ▶▶

这是一道传统的经典名菜。白绿相配，豆芽的清香与韭菜的辛香各显特色，口感脆嫩爽口，味道淡中有咸，咸中有淡，是色香味俱佳的美肴。炒这个菜一定不要过火，以防营养缺失过多，口感不佳。

2. 肉丝炒豆芽

食材

绿豆芽300克，猪里脊150克，鸡蛋1个，红辣椒2根，盐、食用油、料酒、酱油、葱、姜各适量。

做法

（1）净绿豆芽洗净，葱切碎，姜、红辣椒切丝；猪里脊切丝，放入盐、鸡蛋、料酒腌好，待用。

（2）锅内放油烧热，放入葱、姜丝、辣椒丝煸香，然后放入肉丝翻炒，肉变色后，加一些酱油上色。

（3）放入绿豆芽，翻炒几下，断生（指"八分熟"）后，加盐，出锅。

这道菜是普通家常菜，清淡爽口。红辣椒既是为了配色，也是为了添加味觉的丰富，增加食欲。这道菜的味道比起红烧肉可能要差很多，但豆芽丰富的营养以及强大的美颜功效，还是值得我们坚持吃下去的。

3. 清炒黄豆芽

食材

黄豆芽300克，食用油、花椒、盐、白糖、酱油各适量。

做法

（1）将黄豆芽洗净，沥干。

（2）锅内放油与花椒，小火加热。花椒焦黄后，将花椒盛出，制成花椒油。

（3）大火加热，锅中放入白糖、黄豆芽同炒。断生后，加盐与酱油，出锅即可。

> **健康小语** ▶▶▶
>
> 这道菜制作极其简单，咸香可口，营养丰富。选用的豆芽，最好是较短的豆芽。如果市场没有卖这种黄豆芽的，可以自己制作。用温热的水浸泡黄豆一宿，然后用纱布包起来，放到一个镂空筐里，每天淋水3~5次。随着豆芽的膨胀，纱布需要重新包紧。这样两三天，就可以吃到黄豆芽了。吃不了的豆芽，可以继续包在纱布里，继续淋水，令其生长，随用随取。待豆芽长得足够长了，就可以用来做水煮鱼了。

4. 水煮鱼

食材

草鱼500克，黄豆芽300克，食用油100克，鸡蛋1个，红辣椒、花椒、料酒、姜、蒜、胡椒粉、淀粉、盐、白糖各适量。

做法

（1）将草鱼去鳃、内脏、鳞，洗净，去头去尾，沿鱼骨取下鱼身肉，切成片，用料酒、盐、胡椒粉、淀粉、鸡蛋拌匀，备用；黄豆芽洗净，沥干；姜切片，蒜瓣拍散。

（2）锅中放水、盐，煮沸；然后将黄豆芽投入，断生后捞出盛入碗中。接着把鱼片投入沸水中，待肉熟后捞出，摆放在盛豆芽的碗中；再将鱼头、鱼尾投入沸水中，煮熟后捞出，也摆放在盛豆芽的碗中。

（3）往炒锅中放油，加入花椒、辣椒、姜片、蒜瓣、盐，开火加热，至辣椒焦黄时，迅速将热油浇到盛有豆芽、鱼片、鱼头、鱼尾的碗中。至此，麻辣咸香的水煮鱼就做成了。

健康小语 ▶▶ ▪ ▪

水煮鱼也称为"江水煮鱼"，原本是重庆渝北地区一种吃鱼法。做法比较原始，以辣椒、花椒提味去腥是其最大特色。后经过大厨们的不断改进，做法越来越完善，最终红遍大江南北，成为川菜里的经典名菜。鱼肉滑嫩，豆芽爽脆，油而不腻，辣而不燥，麻而不苦，营养又极其丰富，真是难得的美颜保健佳品。当然，对于热性体质人群，还是要少吃为妙。

5. 桃仁豌豆苗

食材

豌豆苗300克，核桃仁200克，盐、生抽、白糖、蒜、米醋、橄榄油各适量。

做法

（1）将核桃仁用热水泡软，洗净；豌豆苗洗净，焯水，过凉水后，切成两段；蒜切末。

（2）往料理盆中放入盐、白糖、蒜末、生抽、米醋、橄榄油，搅匀后，放入豌豆苗与核桃仁，拌匀后，即可食用。

> **健康小语** ▸▸ ▪
>
> 这道菜做起来简单，但营养价值很高，并且配色漂亮。豌豆苗本来已是养颜祛斑佳品，加入核桃后，由于核桃含有丰富的维生素E，所以美颜功效会增强一倍，并且还有益肾补脑、乌发亮肤、润肠通便的功效。

豌豆：令皮肤润滑的玉珠

豌豆，就像玲珑剔透、精美璀璨的玉珠，是最吸引女性眼球的蔬菜。那鲜绿的色彩总给人最强烈而深刻的生命力的诱惑。其精致的外壳下面，隐含对女性最深的关爱。因此，豌豆亦成为精致女性的最爱。

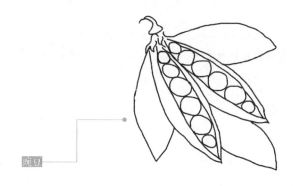

豌豆

精致女性的最爱

豌豆起源于亚洲西部、地中海地区和埃塞俄比亚、小亚细亚西部。豌豆在我国已有2000多年的栽培历史，至少汉朝的美女们已经在享用这种美食了。

《本草纲目》记载，豌豆有"祛除面部黑斑，令面部有光泽"的功效。现代科学亦证实，豌豆中含有相当丰富的维生素A、胡萝卜素、维生素C等，可以使皮肤润泽光鲜、洁白细腻。吃豌豆还有消肿、舒展皮肤的功能，可减少眼睛周围的皱纹。

此外，豌豆还有五大功效在呵护着女性的健康。

第一，调和脾胃，增强消化能力。脾胃为气血之源，消化能力强，营养吸收得就多；营养吸收得多，面色自然就会红润。

第二，通利大肠，防止便秘。肠道清洁能力增强了，体内的废物毒素就能够及时排出去；体内垃圾少了，人就更健康，面色自然就会红润。

第三，降血压，降血糖。血压一升高，头也痛了，心也烦了，脉搏也乱了，什么事也做不下去了。常吃豌豆，就不会发生这种事了。还有糖尿病，也是令人很头痛的疾病，多吃豌豆，就能有效减少患病率。并且，即使得了糖尿病，吃豌豆也可以改善病情。

第四，催乳。对于产妇来说，孩子生下来了，可乳汁不下，看着婴儿饿得哇哇哭，那是最伤心了。可一伤心难过，更会影响乳汁的分泌。这时候，只要抓把豌豆做个汤，问题就解决了，根本没必要太过焦急。

第五，防癌治癌。鲜豌豆和豌豆苗中的维生素C与分解亚硝胺的酶，可以免除癌症对你的偷袭，免除环境污染对你的伤害。

你看，豌豆的保健养生功能多么强大！现代都市生活，人们总是整天为工作忙忙碌碌，一颗焦躁的心很难平静下来。做一份精致的晚餐慢慢享用，无疑会使焦躁的心慢慢平静下来。一把绿莹莹的豌豆，就具有这种神奇的功能。用豌豆做菜，肯定增色不少；用豌豆做汤，肯定更具精美。餐桌上，自然少不了绿玉珠般精美的豌豆。

饮食禁忌

豌豆性平，味甘，一般人群皆可食用，只是不可一次过多食用，多食会发生腹胀。

鲜豌豆一般于春末夏初上市，可以多买些，放入冰箱冷冻保存，随用随取。

精美的豌豆美颜菜

1. 胡萝卜炒豌豆

食材

胡萝卜1根，豌豆150克，姜、盐、醋、食用油各适量。

做法

（1）将胡萝卜洗净，切成比豌豆略大一点的四方丁；姜切丝。然后将胡萝卜丁与豌豆分别放入沸水中焯1分钟，捞出，过凉水后，沥干。

（2）炒锅放油，大火加温，油温七成热时，放入姜丝爆香。然后放入胡萝卜丁、豌豆，爆炒至熟。加入醋、盐，翻炒均匀出锅即可。

> **健康小语**
>
> 这道菜红绿相间，十分养眼。胡萝卜与豌豆同样富含维生素A，可以增强嫩肤美颜、美目明目的功效。

2. 虾仁烩豌豆

食材

虾仁150克，豌豆150克，猪里脊100克，盐、糖、胡椒粉、淀粉、葱、姜、蒜、鸡精、花生油各适量。

做法

（1）将猪里脊洗净，切成丁，葱、姜、蒜切成末。

（2）炒锅加油，开火加温至油温七成热，加入猪里脊，翻炒两下；然后投入葱、姜、蒜末爆香。

（3）放入豌豆、糖、盐、鸡精，翻炒至香味扑鼻时，加适量水，大火烧开，小火煨几分钟。

（4）大火收汁时，倒入虾仁、胡椒粉，最后用淀粉勾薄芡出锅即成。

健康小语 ▶ ▶ ◆ ▶

这道菜白色的虾仁与绿色的豌豆搭配，色彩非常养眼，半透明状的芡汁，则更是增添了些许精致。虾仁与豌豆不易入味，正好保留了其原原本本的清淡品质，虾仁的脆嫩，豌豆的清香，正需慢慢品味，才方韵味悠然。猪里脊的加入，则添加了一点厚重的肉香，使整道菜不至于味道过于寡淡。胡椒的加入，使味蕾在微微痛觉中更加敏感，可以细品浓香与清淡的缠绵交错。

3. 香煎鲑鱼尾佐甜豌豆仁

食材

鲑鱼尾1片，豌豆150克，柠檬半个，花生油、盐、胡椒粉各适量。

做法

（1）将鲑鱼尾去皮，洗净，切成两片，用盐与胡椒粉腌制，备用。将豌豆在沸水焯1分钟后捞出，备用。

（2）旺火热油下锅，放入鲑鱼片，将鲑鱼片表面煎脆后，再用中火煎5分钟后翻面，反面再煎3分钟后，出锅摆盘。

（3）在鲑鱼片旁边整齐地撒上焯好的豌豆，再摆放两个米饭团，往鲑鱼片上挤一些柠檬汁，就可以食用了。

健康小语 ▶ ▶

这道菜色彩非常漂亮，洁白的米饭团，鲜绿的豌豆，与焦黄的鲑鱼片配合起来，会令蔬女们有眼前一亮的感觉。鲜绿的豌豆完全保留了其本真味道，未加任何调味品，配合鲑鱼片的咸香，豌豆的清香会更加悠长。而米饭特有的香味，也因调味的简洁而更加纯正。

丝瓜：让皮肤丝滑的瓜

女性的青春如花开般美丽，亦如花落般短暂。随着时间的流逝，眼角已经初现浅浅的小皱纹了。再为此伤神烦恼，可能双眉间又有了小竖纹。其实，初现小皱纹，大可不必感伤，这只是在提醒你该吃丝瓜了，这是因为丝瓜有助于你的皮肤像丝绸一样光滑。

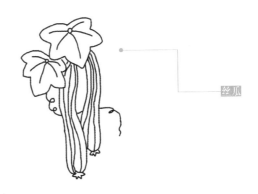

丝瓜

多吃丝瓜，皮肤光滑

丝瓜起源于热带亚洲，6世纪初传入中国，在北宋时期已经普遍种植。丝瓜中含有防止皮肤老化的B族维生素，增白皮肤的维生素C

等成分，能保养皮肤，消除斑块，使皮肤洁白细嫩，是不可多得的美容佳品。

更为重要的是，丝瓜中含有丰富的泻根醇酸，具有抗过敏、保湿、促进皮肤细胞生长、抑制黑色细胞增长、促进伤口愈合、抗肿瘤等多种功效，目前已广泛应用于医药、化妆品、食品等领域。所以，丝瓜在洁白、润滑皮肤，防止皮肤产生皱纹等方面的功效，远优于其他蔬菜。

夏天，是人体最容易长皱纹的季节。炎热的气候导致人体新陈代谢增快，营养消耗也增多，一旦营养摄入不足或营养摄入不合理，那么皮肤表面的游离自由基就会破坏正常细胞膜组织内的胶原蛋白、活性物质，氧化细胞而形成小细纹、皱纹。

而丝瓜好像正是为此应运而生，在夏天开花结果，前来呵护人类的皮肤免受伤害。如果女性朋友在夏天拒绝了丝瓜，就是拒绝了丝绸般光滑的皮肤，而在迎接皱纹。

丝瓜性平，味甘，除了美白、去皱、养颜，还有清暑凉血、解毒通便、祛风化痰以及通经络、行血脉、下乳汁等功效，可以说是给女性多方面的关爱。

丝瓜可凉可热，可炒或烧，可做汤，可榨汁，能够做出许多美味菜肴。丝瓜汁被称为"美人水"，用来做面膜，洁白、细嫩皮肤，去斑去皱纹的功效非常惊人。蔬女们在品味丝瓜美肴之余，不妨也榨汁做个面膜，来个内外兼修。

饮食禁忌

丝瓜一般人群均可食用。不过，体虚内寒、腹泻者不宜多食。

丝瓜去皱美白菜谱

1. 凉拌丝瓜

食材

丝瓜1根，香油、生抽、醋、盐各适量。

做法

（1）丝瓜洗净后，用削皮刀削去表面薄皮，切成丝，在沸水中焯一下，捞出沥干。

（2）将丝瓜丝装盘，加入香油、生抽、盐、醋拌匀即可。

健康小语 ▶▶

这道小菜，最大限度地保留了丝瓜中的营养素与活性成分，是夏季简单实用的吃法，可以让丝瓜的各种养生功效全部发挥出来，美白、去皱、嫩肤、消暑、祛风、化痰、通络……一个都不会少。

2. 丝瓜炒毛豆

食材

丝瓜1根，毛豆150克，盐、胡椒粉、花生油、淀粉各适量。

做法

（1）将丝瓜洗净，去皮，切成片。

（2）毛豆去壳，洗净，放入沸水中焯一下，捞出沥干。

（3）炒锅加油，大火加温，至油温七成热时，放入丝瓜、毛豆翻炒。

（4）丝瓜、毛豆断生后，加入盐、胡椒粉，然后淀粉勾芡收汁，最后起锅装盘即可。

　　毛豆在美颜强身、预防三高、延缓衰老等方面也是功效极强，与丝瓜同炒，更使这道菜的养生功效倍增。美女们常吃这道菜，肯定会更白、更丝滑，更美、更健康！

3. 丝瓜炒虾仁

食材

丝瓜1根，虾仁150克，花生油、葱、姜、盐、酱油、淀粉各适量。

做法

（1）将丝瓜洗净，去皮，切成滚刀块；葱、姜切丝；虾仁洗净，备用。

（2）炒锅放油，大火加温，油温至七成热时，投入葱丝、姜丝、虾仁翻炒。

（3）虾仁变色后，投入丝瓜块翻炒。

（4）丝瓜熟透后，加盐、酱油，用水淀粉勾芡后，出锅即可。

　　虾仁中含有的虾青素是强抗氧化剂，具有延缓衰老、去除皱纹的功效。与丝瓜同炒，自然是增强了去皱、美白的功效。并且虾仁提供的优质蛋白，也使这道菜的营养大为提高。

4. 丝瓜蛋汤

食材

丝瓜1根，鸡蛋2个，花生油、盐、蒜、葱各适量。

做法

（1）将丝瓜洗净，去皮，切成薄片；蒜、葱切成末；鸡蛋在碗中打散。

（2）炒锅放油，旺火加温，油热后，放入鸡蛋液，煎好，取出。锅中放油与蒜末，爆香后加入丝瓜片，炒至略软后，加汤。煮沸后，放入炒好的鸡蛋，略煮片刻后，加盐、葱末即可。

> **健康小语**
>
> 这道汤菜营养丰富，美白去皱的同时，还可以为人体补充水分，最适合夏天食用。配米饭一起吃，口感润滑不干燥。再配上一盘凉拌豆芽，就可以细细品味平平淡淡才是真的生活感受了。

甘薯：地里长出个美颜瓜

甘薯土里土气，其貌不扬，然而却是土里长出的美颜瓜，营养丰富，美白嫩肤效果极佳。

甘薯

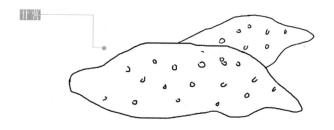

甘薯美白去皱又抗癌

甘薯也叫地瓜，还叫红薯、白薯，是一种可蔬可饭的食物。在明朝以前，我们这个世界还不知甘薯为何物。因为这是哥伦布发现新大陆的食品红利之一。我国的甘薯，是明朝万历十年（1582年）从吕宋（菲律宾）引进的。由于甘薯产量高、味道好、营养多，很快，便江南江北皆甘薯，全国各地广泛栽种。

甘薯的种类很多，有专门加工淀粉用的，有加工食用色素用的，有制饮料用的，有既可食用又可加工用的。

甘薯含有丰富的维生素C和微量元素镁、钾、钠以及膳食纤维等，具有美白皮肤，增强抗氧化能力，延缓衰老，促进新陈代谢，排毒通便等功效。

此外，甘薯含有丰富的黏液蛋白，可以保持关节腔内的润滑与血管壁的弹性，减少皮下脂肪，防止肝肾中结缔组织萎缩，提高机体免疫力。

甘薯中有被称为紫薯的品种，其矿物质及微量元素比普通甘薯高3~8倍，并且还含有丰富的花青素。花青素是强抗氧化剂，是人体消除过多自由基，抑制癌细胞生长，增白肤色，去除皱纹，抗衰老，辅助治疗痔疮、糖尿病、心脏病、肥胖症等疾病的神奇法宝，因而成为菜市场上最热门的菜品之一。尽管如此，薯类毕竟属于高淀粉类食物，不宜大量食用。

甘薯的吃法很多，可以当主食，也可以当副食，还可以做成果脯零食，还可以做成美味的菜肴。

饮食禁忌

甘薯不能与柿子同时吃，至少应相隔五小时以上。因为甘薯中的糖分发酵，会使胃酸分泌过多，与柿子中的鞣质、果胶发生反应，发生沉淀凝聚，产生硬块，严重时可造成肠胃出血或胃溃疡。

含淀粉高的甘薯不宜生吃，不好消化。蒸煮时，要尽量延长加热时间，使甘薯中的气化酶被破坏掉，以免出现腹胀、胃灼热、打嗝、反胃、排气等症状。

甘薯不宜空腹食用，会提高反酸、胃灼热的概率。

甘薯不能连皮一起吃，因为甘薯皮含有较多生物碱，会导致胃肠不适。尤其有黑色斑点的甘薯皮，更是不能食用，会引起中毒。

甘薯不宜多吃，会使人产生大量胃酸，感到胃灼热，并且会出现腹胀、打嗝、排气等症状。

甘薯嫩肤美颜菜谱

1. 凉拌薯丝

食材

甘薯1块，胡萝卜半根，青椒1个，盐、生抽、醋、香油各适量。

做法

（1）将甘薯洗净，去皮，用擦丝器擦成细丝；胡萝卜洗净，去皮，也擦成丝；青椒洗净，切丝。

（2）将薯丝、胡萝卜丝、青椒丝放入沸水中焯一下，捞出沥干。

（3）将以上菜丝放入大碗中，加盐、生抽、醋、香油，拌匀即可。

> **健康小语** ▶▶▶
>
> 这道凉菜清淡爽口，维生素C、维生素A含量极高，美白嫩肤的效果超强。甘薯中含有丰富的钙，白天晒晒太阳，更有利于人体对钙质的吸收，最大化地增加食物营养的利用率。

2. 甘薯炖排骨

食材

甘薯1块，猪小排200克，葱、姜、大料、盐各适量。

做法

（1）将甘薯洗净，去皮，切成小块；猪小排洗净，沥干；葱切成小段，姜切丝。

（2）往汤锅放适量的水，放入排骨，开大火加温，沸腾后，用小勺子撇去血沫，然后放入葱段、姜丝、大料，用温火慢炖。

（3）炖至排骨酥烂后，加入甘薯块、盐，大火煮至甘薯熟透后即可。

健康小语

这道菜最好是用猪小排炖，味道更香。如果用猪脊骨或大排炖，一定要购买新鲜的，否则会影响味道的鲜美。这道汤菜要体现出平平淡淡才是真的感觉，不用酱油调色，保持食物本身原色，骨色洁白，肉色褐红，汤色清白，薯色嫩黄，颜色很是养眼。味道上，排骨的肉香与甘薯的甜香泾渭分明、互不影响，清淡又美味。

此外，还需要说明的是，做菜做汤用的甘薯，一定要选择淀粉含量少的品种，比如北京553，就很好，不但口感好，而且不会因摄入过多淀粉而影响健康。

3. 拔丝红薯

食材

红薯1根，油、白糖适量。

做法

（1）将红薯洗净，去皮，切成滚刀块。

（2）炒锅放油，将薯块炸熟，捞出，沥干。

（3）炒锅放入少许油，然后加入白糖，用温火熬至糖色微黄时，关火，迅速将炸好的薯块放入，搅拌均匀，装盘即可。

这道菜外焦里嫩，别具风格。吃的时候，需要准备好两碗水，一碗热水，一碗凉水。用筷子夹起一块薯块，会拉出细长的糖丝。趁热将糖丝缠绕在薯块上，然后往凉水碗中蘸一下，使糖丝凝固，再吃。吃完，筷子上会有糖汁凝结，往热水碗里涮一下，筷子就干净了。然后，接着吃一下块甘薯。

这道菜不宜多吃，也不宜长期吃。煮甘薯、蒸甘薯、烤甘薯等吃腻了，偶尔来个拔丝甘薯，就挺好。

4. 甘薯稀饭

食材

甘薯1块，大米适量。

做法

（1）甘薯洗净，去皮，切成滚刀块；大米淘洗干净。

（2）将甘薯块与大米一同放入电饭锅，并加入适量的水，将开关转到稀饭档，煮熟即成。

做甘薯稀饭，用什么米都行，但是泰国香米煮出来的粥米香更浓，并且甘薯的颜色亮黄，大米与米汤洁白，颜色非常好看。虽说用小米营养价值会更高些，但甘薯的营养已经弥补了谷类食物的营养欠缺，所以做甘薯稀饭，就没必要细究哪种米更有营养了。

蒜苗：呵护青春的灵苗

天降大蒜于人间，呵护女性皮肤洁白细腻，双眼明亮，免受过敏之苦，还可以预防霉菌性阴道炎之灾。无奈味道辛辣，令众女子掩口却步。还好，大蒜摇身一变，变出了蒜黄与蒜苗等，可以令你有多种选择。这其中，对女性呵护最强的，就是蒜苗。

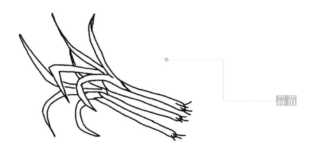

蒜苗

呵护女性的灵苗

大蒜原产于中亚与西亚，是汉朝张骞出使西域时带回来的蔬菜之一，因此也被称为胡蒜。大蒜是重要的调味品，凉调、热炒都需要，可以说是家家户户每天做菜都离不了。

在蒜系家族里，蒜苗的维生素C、维生素A等含量是最丰富的，其美白嫩肤的功效自然也是最强大的。此外，吃蒜苗还能有效预防流感、肠炎等因环境污染引起的疾病。蒜苗对心脑血管有一定的保护作用，可预防血栓的形成，同时还能保护肝脏，诱导肝细胞脱毒酶的活性，可以阻断亚硝胺致癌物质的合成，从而预防癌症的发生。

买蒜苗，一定要选择特别鲜嫩的，长得太老的蒜苗，口感不好，营养价值也大打折扣。最好最安全的，当然是自己种蒜苗了。非常简单，只要把大蒜尖部朝上，摆放于盘子里，盘子里加些水，就可以了。如果在盘子底部加一些沙土或小石子，会更好。无论春夏秋冬，只要温度保持在20℃~25℃，大蒜就会发芽，大概半个月，就有新鲜的蒜苗吃了。

蒜苗同韭菜一样，是可以无限生长的，剪掉上面的青苗，还可以再长出新苗，可以源源不断地为你提供新鲜绿色无污染的美颜菜。

饮食禁忌

消化功能不良的人，不宜多吃蒜苗；有肝病的人，每天摄入量不宜超过60克。

蒜苗美白嫩肤菜谱

1. 回锅肉

食材

五花肉300克，蒜苗200克，大料、葱、姜、食用油、四川郫县豆瓣酱各适量。

做法

（1）将五花肉放入煮锅中，加水、大料、姜片等，煮至肉八成熟，捞出，用凉水洗净。

（2）将五花肉切成薄片；蒜苗洗净，切成段；葱、姜切成末。

（3）炒锅放适量油，放入五花肉片，用小火慢煎。至肉色微透明后，放入葱、姜末。

（4）炒至出香味后，放入一大勺郫县豆瓣酱，翻炒均匀。

（5）炒至豆瓣酱出香味，肉已熟烂时，放入蒜苗段，翻炒几下，即可出锅。

▸健康小语◂ ▸▸

　　这道菜，是四大经典川菜之一，非常有名气。也许有人会认为用瘦肉替换菜中的五花肉，保健功能会更强些。其实，我们没必要对脂肪怀有太多的恐惧，脂肪并非是洪水猛兽，它是人体所必需的七大营养素之一，脂肪摄入量不足，人同样会患有多种疾病。一星期吃一两次回锅肉，不会造成脂肪摄入过高的。如果将五花肉替换成瘦肉，这道菜的口感将大打折扣，也就成为不了川菜里的四大名菜之一了。

2. 蒜苗炒鸭肉

食材

蒜苗300克，盐水鸭（熟）200克，食用油、盐、料酒、生抽、白糖各适量。

做法

（1）将蒜苗洗净，切成4厘米左右的段，较粗的蒜白部位，从中间剖成两半；盐水鸭切成厚片。

（2）炒锅放入适量油，放入盐水鸭片，大火翻炒后，加入生抽、料酒，鸭肉的油脂溢出，表皮变脆后，关火，盛出入盘。

（3）原锅用剩油，继续加温，放入蒜苗，炒至略软，加盐与白糖，翻炒均匀。

（4）将鸭肉片倒入锅中，与蒜苗同炒几下，即可出锅。

▸ 健康小语 ▸▸▸

炒这道菜的时候，不要把蒜苗炒过火，断生即可。这样不但口感好，而且也保留了辣素。蒜苗中含有的辣素，杀菌能力是青霉素的1/10，不宜在加热中破坏掉。

3. 蒜苗炒鸡蛋

食材

蒜苗300克，鸡蛋2个，姜、盐、油、蚝油各适量。

做法

（1）将蒜苗洗净，沸水焯过后，切段；姜切丝；鸡蛋打入碗中，打散。

（2）炒锅中放入油，大火加热，油温七成热时，倒入打散的鸡蛋，翻炒。

（3）鸡蛋炒好后，放入蒜苗、姜丝、盐、蚝油，翻炒至蒜苗断生，即可出锅盛盘。

▸ 健康小语 ▸▸▸

这道普通小菜，做法简单，美白功效强大。常吃这道菜，还可以使双眼变得越来越明亮，真是超级简单，却绝不平凡的美肴啊！

需要说明的是，如果蒜苗是我们自己在阳台上种植的，那么做之前就没必要焯水了。焯水，是为了去除残留农药，但同时也会使营养物质流失。对于从菜市场买回来的植株低矮类蔬菜，往往都要经过焯水处理。因为这种蔬菜在种植过程中，容易受到虫害与微生物的侵袭，农民伯伯为了增产与菜相好看，便要喷洒农药与化肥，如果吃之前不洗净并且焯水，那么残留的农药、化肥就会影响人体健康了。

4. 蒜苗炒豆腐

食材

蒜苗300克，豆腐300克，花生油、大料、葱、姜、蚝油、酱油、盐各适量。

做法

（1）将蒜苗洗净，焯水后切成段；豆腐洗净，切成厚片；葱、姜切丝。

（2）炒锅加油，旺火加温，油温七成热时，放入豆腐块煎炸，至外表微焦黄后，捞出。

（3）炒锅中留油少许，放入大料、葱丝、姜丝，爆香后，放入蒜苗段，翻炒两下后，加入豆腐块，翻炒两下后加入盐、酱油、蚝油，拌匀即可出锅。

> **健康小语** ▸▸
>
> 豆腐本是汉朝炼丹家们炼仙药时发明的食物，其保健功能经过2000多年得到了印证。蒜苗与豆腐同炒，使降血脂功效增强。当然，美白、嫩肤、明目的功效依然是一点也没有减弱。

白菜：滋润皮肤的百蔬之王

　　白菜因为普通，上不了席面；因为便宜，成了廉价的代名词——白菜价。然而，天生丽质难自弃，白菜因营养丰富、保健养颜功能强大、易于储存、百吃不厌等特点，而成为最受欢迎的蔬菜，销量全国居首，并享有"百蔬之王"的美誉。尤其在冬天，白菜还是北方佳人们的润肤美颜菜。

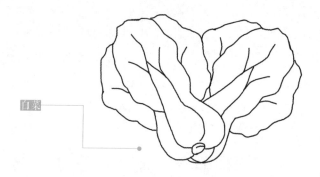

白菜

北方佳人的润肤美颜菜

　　白菜的故乡在中国。通过考古得知，在6000多年前，我们的先祖便已经食用这种蔬菜了。白菜古时称"菘",《本草纲目》的解释是:"菘性凌冬晚凋,四时常见,有松之操,故曰菘,今俗之白菜,其色清白。"

白菜有松树一样的品质,不畏风霜严寒,傲然生长于秋末冬初,成为北方田野里唯一的绿色生机。收割完白菜,北方田野便是一派天地玄黄、顿失生机。而极耐储存的白菜,可以陪伴人们过完整个冬天。

秋末时节,昼夜温差大、虫害少,所以营养更丰富,味道更鲜美。一杯大白菜汁中含有的钙元素几乎与一杯牛奶的含量相同,因此常食用大白菜的北方人,即使不喝牛奶,也会长得很高。

白菜含有丰富的维生素C、B族维生素、钙、钾、镁等,具有美白嫩肤、防治痘痘、减肥健美、增强免疫力、延缓衰老等功效。

此外,白菜所含有的粗纤维,可以帮助消化、促进排便,稀释肠道毒素。值得一提的是,白菜具有很强的防癌、抗癌功能。白菜中含有的活性成分吲哚-3-甲醇,可以防止乳腺癌的发生。实验证明,女性每天吃500克左右的白菜,患乳腺癌的概率就会降低很多。白菜中含有的钼元素,可以抑制人体对亚硝酸胺的吸收、合成和积累,因此也可以预防其他各种癌症的发生。

白菜还是铝的克星,其含有的硅元素可以将人体摄入的过多的铝元素转化成一种盐分排出体外,从而防止人们因摄入过多铝元素而导致大脑衰老、智力衰退、神经功能紊乱以及老年性痴呆等病症。

总之,白菜的好处实在太多,说也说不完,还是俗语说的最简明扼要:"白菜吃半年,医生享轻闲。"你看,白菜的保健功能,就是这么神奇!

白菜产量很高,北方百姓每户都要储存大量的白菜以应付过冬。

为了应对菜品单调的问题，便变着花样做白菜吃，腌、拌、炒、炖等做法齐上阵，使白菜可以做出各种美味佳肴，于是，白菜也成为唯一百吃不厌的蔬菜。

做腌菜，可以腌酸菜、腌咸菜，还可以腌出朝鲜风味的辣白菜；凉拌，则选鲜嫩的白菜心，切丝，加糖醋，非常美味，还可以加入海蜇丝一起拌，或者是与熟肉、豆腐、粉丝、花生等调成各种凉菜；炒白菜可素可荤，素菜有醋熘白菜、白菜炒木耳、白菜炒香菇、素炒辣白菜、白菜炒豆腐、白菜炒鸡蛋等，荤炒的种类更多，因为白菜可以与任何肉类一起炒；炖白菜，也是可素可荤，可以随意发挥。白菜还可以做汤，简单至放片叶子，复杂至山珍海味都能放；白菜还可以做馅，包饺子、包包子。总之，是怎么做都好吃，既美颜又保健。

饮食禁忌

大便溏泄及寒痢者，尽量少食白菜。因为白菜含有粗纤维素，有刺激肠道、促进排便的作用。

未腌透的白菜、隔夜的熟白菜、发霉或腐烂的白菜，都不宜吃，会使亚硝酸盐增多，不利于健康。

白菜不宜用铜器皿烹调或盛放，否则会破坏白菜所含有的维生素C，降低营养含量。

白菜中含有少量会引起甲状腺肿大的物质，这种物质可干扰甲状腺对碘的利用。因此，长期食用白菜，最好同时食用一定量的碘盐、海鱼、海产品和食用海藻，可以补充碘的不足。

白菜润肤美白菜谱

1. 醋熘白菜

食材

大白菜300克，食用油、盐、花椒、干红辣椒、葱、姜、蒜、醋、酱油、糖、淀粉各适量。

做法

（1）将白菜洗净，将菜帮与菜叶分开，菜帮斜刀片成薄片，菜叶切成1厘米宽的丝；菜帮与菜叶分别焯水，捞出沥干，分别放置。干红辣椒切段，葱、姜、蒜切末。

（2）盐、糖、酱油、醋、淀粉各适量，放入料理盆中，加水少许调匀备用。

（3）炒锅放油与花椒后加热，花椒出香味后将花椒捞出，然后放入干红辣椒段、葱、姜、蒜末炒香，然后放入白菜帮翻炒。

（4）菜帮熟透后，加入菜叶，继续翻炒。

（5）菜叶炒熟后，迅速将调好的芡汁倒入，翻炒数下，即可出锅装盘。

健康小语

这道菜，是北方的经典家常菜，酸甜咸香，开胃下饭，老少咸宜。正所谓美食不分贵贱，用最简单的调料、最普通的手法做出美味的菜肴才是美食的真谛。这道小菜成本不到2元钱，却能够给身体最贴心的呵护，美白滋润你的肌肤，使你身材苗条，并能增强免疫力。

对于喜辣人士，可将醋熘白菜减醋加辣椒，做成素炒辣白菜；对于喜清淡人士，可以只用蒜或葱来炒，别有一番清香。

2. 白菜炖豆腐

食材

白菜400克，豆腐200克，花生油、盐、葱、五香粉、酱油各适量。

做法

（1）将白菜洗净，切1厘米宽粗条，焯水沥干；豆腐切块，焯水沥干；葱切葱花。

（2）炒锅放入油、五香粉、葱花，加温至出香味，然后放入豆腐块，煎炒。

（3）煎至一面微黄，加入白菜，轻轻翻炒，将豆腐块翻到上面，然后撒一些盐，添少许水，大火煮炖。

（4）炖至白菜熟透，体积明显变小，放一点酱油，略微翻炒几下，即可出锅。

健康小语 ▶▶▶

俗语说："白菜豆腐保平安"。这道小菜，是一道历史悠久的名菜。古往今来2000年，上至王侯将相，下至布衣平民都吃过。可以繁华，加入海参、鱿鱼等山珍海味；可以至简，只放几粒盐调味即可。丰俭由己，味道千变，百吃不厌。可汤，可菜，可饭，亦是美容保健良药。

---

3. 佛手白菜

食材

较嫩的白菜帮5片，肉馅100克，花生油、盐、葱、姜、香油、生抽、鸡精、淀粉各适量。

（1）葱、姜切末。然后往肉馅中加入葱末、姜末、盐、鸡精、香油、生抽，搅拌均匀后，加入水淀粉打至上劲。

（2）白菜帮洗净，选择8厘米长的一段，两头切掉不用，然后在沸水中焯至透明，捞出放入冷水中冷却。

（3）将菜帮捞出沥干；每个菜帮竖纹方向轻划4刀，两端不要切开。

（4）将肉馅放入菜帮内，将白菜包卷成佛手形状；依次做好，整齐码放于盘中，放蒸锅中蒸10分钟后，取出。

（5）将盘子里蒸出的汤汁滤出，倒入炒锅中，加入淀粉勾成薄芡，浇到盘中的佛手白菜上，然后淋入香油即可。

健康小语

这道菜做法很简单，荤素搭配，营养丰富，并且具有美容、减肥功效，馅香可口，白菜脆嫩，是一道老少咸宜的养生菜。这道菜的肉馅，可以随意创新，猪肉、羊肉、牛肉等皆可。但凡一提到"馅"字，你就可以按照饺子馅的品种进行发挥了，有100多种饺子馅的做法，同样也有100多种白菜佛手的做法。

4. 干贝炒白菜

食材

白菜400克，干贝一小把，蒜6瓣，干辣椒2个，食用油、葱、淀粉、盐各适量。

（1）将干贝冲洗干净，然后用凉水浸泡，置于冰箱过夜。

（2）将大蒜去皮，洗净，一切两瓣；葱切葱花；白菜洗净，横切成3厘米长的段，再竖切成小长条，焯水后，沥干备用；将发好的干贝取出，轻轻将泡干贝的水倒入一个碗中，不要让杂质流入；干贝清洗后，手撕成碎丝，备用。

（3）炒锅加油、蒜瓣、辣椒，大火加温；待出香味后，放入干贝丝爆炒。

（4）放入白菜条一起炒，然后加入适量泡干贝的水。

（5）用适量泡干贝的水加入淀粉、盐、葱花调匀，待白菜熟透后，将芡汁倒入锅中，翻炒几下，即可出锅装盘。

健康小语

　　这道菜非常鲜美清爽，荤素搭配，营养丰富。干贝柔韧的口感与白菜帮的脆嫩，搭配起来柔中有刚，软中有脆，使口感更加丰富。泡干贝的水很是鲜美，如果一次用不完，不要倒掉，可以放冰箱保存，下次炒菜时再用。

生菜：汉堡的美颜情人

汉堡失去了生菜，就像小胖男失去了美貌情人，会顿时黯然失色。如果你是一位略似汉堡般圆润的美女，那更不能离开生菜，因为生菜不仅可以让你苗条轻盈，还会令你精力充沛，神采焕发。

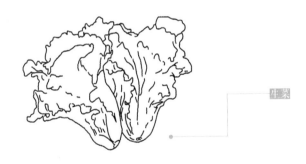

生菜

又脆又嫩的养颜菜

生菜是非常古老的蔬菜，原产于地中海沿岸，本是一种毒物——毒莴苣，含有类似鸦片的麻醉剂。古希腊人早期将其作为催眠药与助性药。

随着不断的栽培选育，生菜的毒性越来越弱。药力虽减，但是特性仍在。于是，生菜由药转变为食药两用，最后完全成为食用的蔬菜。而生菜，由古希腊延续至古罗马，最终成为整个欧洲的大众菜。至今，生菜仍然含有少量毒素，虽然药性减弱，但是助眠、助性的功效仍在。

生菜、莴笋、莜麦菜都是莴苣家族的成员，生菜、莜麦菜属于叶用莴苣，莴笋是茎用莴苣。论口感，排名依次是：莴笋、生菜、莜麦菜。论营养，排名则是：莜麦菜、生菜、莴笋。生菜由于既有良好的营养，又有良好的口感，因此更受大众欢迎。

生菜营养丰富又全面。其茎叶中含有的莴苣素，有清热提神、镇痛催眠、降低胆固醇、辅助治疗神经衰弱等功效。其含有的甘露醇等有效成分，有利尿和促进血液循环、清肝利胆及养胃的功效。生菜中还含有干扰素诱生剂，可以刺激人体正常细胞产生干扰素，抵抗病毒，提高人体的免疫力。生菜中还含有原儿茶酸的物质，它对癌细胞有明显的抑制作用，尤其在抵制胃癌、肝癌、大肠癌等消化系统癌症方面，效果显著。

生菜富含维生素A、胡萝卜素、维生素E、维生素C等，可以使人双眼明亮，消除疲劳与眼睛干涩，使皮肤白嫩细腻。生菜中的膳食纤维含量也很高，常食有助于消除多余脂肪，排毒养颜，所以生菜又有"减肥菜"的美誉。

生菜最适合生吃，却不好消除残留的农药。因为清洗时不能用力揉搓，只用水流冲洗，效果不佳。清洗生菜正确的方法是，将生菜一片一片掰开，丢弃外层老叶。用自来水冲洗干净后，再浸入清水中浸泡1~2小时，然后再冲洗干净即可。

生菜的饮食禁忌

生菜百无禁忌，尤其适合失眠、胆固醇高、神经衰弱的人食用。对于尿频、胃寒人群，不宜大量食用。

生菜养颜菜谱

1. 蚝油生菜

食材

生菜300克，大蒜8瓣，花生油、蚝油、盐各适量。

做法

（1）将生菜洗净，然后手撕成大块；大蒜去皮拍成蒜末。

（2）往炒锅内加入适量花生油，放入蒜末，中火爆香。

（3）放入生菜，翻炒。

（4）加入适量蚝油与精盐，翻炒两下，即可出锅。

健康小语

　　生菜不耐火，千万别炒过火，一定要保持其脆嫩品质。蚝油中含有盐分，所以，炒这道菜时加盐一定要少。喜欢口味清淡的，可以不加盐，只放蚝油。

　　这道菜是生菜的经典做法，脆嫩香甜，营养丰富，也是女性朋友美容养颜的最佳选择。

2. 生菜蘸大酱

食材

生菜200克，大葱半根，黄酱适量。

做法

（1）将生菜洗净，用手掰成手掌大小的方形；大葱切成8厘米长的细丝。

（2）用一些葱丝蘸上黄酱，涂抹在一片生菜叶子上，然后用生菜叶将葱丝卷起，再用一根葱丝扎系好。

（3）全部包好，摆于盘中，即可享用。

健康小语 ▶▶

这是华北地区生菜的典型吃法，原汁原味，非常美味。不喜欢酱的人群，可以改用沙拉酱或芝麻酱，也可以不放酱，在生菜包中卷入黄瓜条、豆腐干、火腿丝、炒蛋、炒肉丝等，随意发挥。

---

3. 凯撒沙拉

食材

生菜200克，吐司面包2片，大蒜1头，凤尾鱼罐头1盒，柠檬半个，沙拉酱、芝士粉、胡椒粉、黄油各适量。

做法

（1）将生菜洗净后，掰成小块；大蒜去皮后切末；打开凤尾鱼罐头，取5条小鱼，切成小丁，其余存储于冰箱中。

（2）将蒜末、沙拉酱、鱼丁、芝士粉、胡椒粉、柠檬汁混合一起，不停搅拌，使之充分融合，制成凯撒酱。

（3）将一些蒜末与黄油混合，涂抹在面包片上，然后上烤箱烤至酥脆（没烤箱，可用平底锅煎面包片，火要小，不要煎煳）；然后将面包片切成丁。

（4）将生菜放入玻璃碗中，与凯撒酱一起拌匀，再撒上蒜香面包丁，美味的凯撒沙拉便做好了。

健康小语 ▸▸ ●━━━━━━━

凯撒沙拉与恺撒大帝没有关系，而是一位叫凯撒·卡狄尼的意大利裔美国人在1924年发明的。据说这年的7月4日，凯撒·卡狄尼在墨西哥蒂华纳市开办的凯撒酒店里，所剩食物非常有限，却突然来了很多朋友和客人。凯撒凭借自己的饮食天赋，便用仅剩的一些食材创制了这款经典沙拉。还有一种说法是，凯撒专门为好莱坞演员开派对时创制的这款沙拉。

凯撒沙拉最大的特点是面包丁与蔬菜同拌，并且凯撒酱加入了蒜末、胡椒粉、辣酱油等辛辣调味品。至于凯撒酱里是否应当加入凤尾鱼，以前的美食家总是争论不休。其实，沙拉是没有固定程式的，里面放凤尾鱼、三文鱼、咸带鱼，还有煮鸡蛋、黄瓜块、紫菜、生菜、莴笋、洋葱等，都是可以随意发挥的。美食，永远是没有最好，只有更好，切不可故步自封地制定套路。

土豆：健脾养颜的面包

　　土豆也叫洋芋、荷兰薯、地蛋、薯仔、番仔薯、山药蛋等，学名马铃薯，人们最常用的名称是土豆。土豆含有丰富的维生素C、钾、镁等营养物质，因此养颜美白功效十分显著。

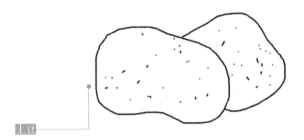

土豆

土里土气，营养很牛

　　土豆，土里生，土里长，原产于南美洲的安第斯山区。由于其营养价值的不俗表现，在公元前8000年—前5000年，便已深受古老的印第安人的重视。

　　哥伦布发现新大陆后，使这个土气的食物开始周游世界。16世纪晚期，土豆传入英国。这个引领世界潮流的初期资本主义国家，并不排斥土气的土豆，气候、土壤都给予无限关怀，使土豆在这个新的国度里多子多孙，肆意繁衍。

不久，法国人就发现了土豆可以制作松软可口的面包的妙用，于是法国的土地普遍接纳土豆安家。

17世纪，土豆漂洋过海来到了中国，迅速在贫瘠的高寒地区生根发芽、茁壮成长，与同样来自美洲的玉米、甘薯等成为贫苦大众的重要口粮。

18世纪初，俄国彼得大帝游历欧洲时，独具慧眼地发现了可爱的土豆，不惜花重金买了一袋子土豆运送回国，使食物紧缺的北寒之地拥有了果腹的神物。

有意思的是，土豆从南美出发，游历欧洲诸国之后，如疲倦的旅客踏上归途一般，转了一个圈，最后来到了北美。1719年，土豆被爱尔兰移民带到了美国。美国对这位迟归的游子寄予厚望，将其改扮成薯条、薯片等热门食品，行销全世界。

土豆富含维生素C、B族维生素、钙、钾、磷、镁、铁、膳食纤维等营养物质，对通便排毒、高血压、心血管疾病、免疫力低下等，有较好的辅助疗效。长吃土豆，还可使肌肤白净、脸色红润、皮肤细腻，因此，别看土豆土气，却能让你光彩照人、清新脱俗。

土豆的饮食禁忌

脾胃虚寒腹泻患者，不可多食土豆。

霉烂发芽的土豆，或者外皮发绿的土豆，因含有过量的龙葵碱，所以不能食用，以免中毒。

土豆与香蕉不宜同食，会引发面部黑斑。

土豆养颜菜谱

1. 牛奶土豆泥

食材

土豆1个（小土豆则2个），牛奶100毫升，黄油20克，盐适量。

做法

（1）将土豆洗净，带皮用蒸锅蒸熟（或煮熟，或烤熟，亦可）。

（2）将熟土豆去皮，切小块，加入牛奶、黄油、盐，然后用料理机打成土豆泥（或用勺子压成土豆泥）。

（3）将土豆泥取出，摆放于盘中，弄成好看的形状，即可享用。

> **健康小语** ▶▶
>
> 土豆含有丰富的维生素C，整个土豆蒸、煮、烤，维生素C的损失很小，加热40分钟，仅损失1/4的维生素C。如果把土豆切成小块水煮或切成细丝水泡，营养物质会损失较多。因此，土豆最好的吃法，就是整个蒸煮或烧烤。而用整个熟土豆制成土豆泥，则是既有营养又很精致的吃法。尤其是加入了牛奶，使蛋白质、钙、维生素A的摄入得到了增强，可以说是最佳搭档。
>
> 在制作时，还可以加入蔬菜丁、火腿丁、酸黄瓜丁等各种辅菜，总之可以随意发挥你的创造力。

2. 土豆炖小排

食材

土豆1个（小土豆则2个），猪小排200克，花椒8粒，大料1个，姜1块，花生油盐适量。

（1）姜切片；土豆洗净去皮；猪排洗净，切成小块，放入汤锅中大火烧开，撇去浮沫捞出备用。

（2）锅中倒入适量花生油，油八成热时加入花椒、大料、姜片，略炒会儿，再加入排骨翻煸炒；然后加水，小火慢炖。

（3）待排骨炖至酥烂时，将土豆一切两半，放入汤锅中，再加入适量精盐。

（4）炖至土豆酥烂，即可关火。

健康小语

　　这道菜之所以不将土豆切成小块来炖，就是为了最大化地保留土豆里的维生素C。所用的猪小排，一定要选购新鲜的，否则做出来的汤菜就不够鲜美。既然要突出鲜美的味道，所以，这道菜用的调料非常简单，以防止过多的调料使排骨与土豆失去原本的香味。

3. 凉拌土豆丝

食材

土豆1个，青椒半个，大葱半根，花椒10粒，姜2片，花生油、醋、盐各适量。

做法

（1）将土豆洗净，去皮，切成细丝；青椒洗净，切成细丝；大葱洗净后切丝。

（2）将土豆丝焯水断生，捞出后，放冷水中冷却，然后捞出沥干，放入料理盆中；再放入青椒丝、葱丝。

（3）炒锅中放入适量花生油，加入花椒、姜片，中火加温，出香味后，用滤网滤掉花椒姜片，将热油浇在料理盆的葱丝上面。

（4）往料理盆中加入适量醋与盐，搅拌均匀后，即可食用。

土豆切丝后，再放入冷水中浸泡，虽然很容易造成维生素C的流失，但是这样做出来的土豆凉菜味道更佳。另外，青椒的维生素C含量是极高的，整体来说，维生素C的摄入还是可以保障的。对于喜欢吃辣味的女士来说，如果再放入些辣椒油，那么更会是味道绝佳。

4. 油炸土豆片

食材

土豆2个，盐、花生油、辣椒粉各适量。

做法

（1）将土豆洗净，去皮，切成很薄的薄片（或用擦子擦成薄片），放入沸水中焯一下，时间要短，别烫软了。

（2）将土豆片置于烤箱中低温烘干（或太阳直射下晒干）。

（3）锅中放入适量花生油，开火加温，油七成热时，放入土豆片。

（4）炸至焦脆后，捞出，撒上精盐与辣椒粉即可。

——**健康小语** ▶▶◆—————————

土豆片晒干后，可以在干燥的环境中保存很久，不会变质。吃的时候，随用随取，就像吃虾片一样，很是方便。

另外，你可以根据自己的口味，在调料中可以加入胡椒粉、咖喱粉，或者各种烧烤酱，也可以蘸着番茄酱吃。总之，可以随意发挥。

西红柿：美颜情人果

西红柿又叫六月柿、番茄、洋茄子，不过我更喜欢它的另两个称谓——爱情果、情人果。西红柿与玫瑰有着同样红宝石般的颜色，并且有着比巧克力更安全、更丰富的营养。情人之间互赠西红柿，可以使双方更年轻，更健康，更幸福。

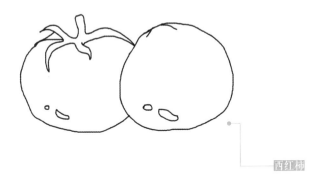

西红柿

迟来的爱情果

西红柿形美色艳，注定不凡，且充满传奇。

正所谓"好饭不怕晚，好货不怕转"，西红柿这种食物被人类发现，至今才200多年。

在很久以前，西红柿只是生长于南美洲的安第斯山一带的森林里，如"养在深闺人未识"的美女，一晃几千年过去了，再一晃又是几千年。秘鲁森林附近的印第安人称其为"狼桃"，认为其虽然艳丽诱人，但是实有剧毒。

野生西红柿（确切地说，就是今天的圣女果，甚至更小），美艳而有毒，似乎也是很适宜表达爱情。于是，西红柿作为一种美艳的观赏植物，便由墨西哥传到了西班牙、葡萄牙（1523年），又传到了意大利（1550年）。

16世纪中叶，一位英国公爵到南美旅行，带回了美艳又危险的西红柿，作为礼物献给了他的情人。从此，西红柿便有了"爱情果""情人果"的称谓，并且西红柿作为观赏植物，很快传遍了欧洲。

17世纪，西红柿传入菲律宾，并由此传入其他亚洲国家。明朝万历年间，西洋传教士将西红柿与向日葵一起传入中国。当年的这两种观赏植物，后来都成了重要的、营养价值极高的美食。

西红柿几乎含有维生素的所有成分，胡萝卜素、维生素A、C、E，B族维生素应有尽有，维生素P含量居蔬菜之冠，因此被称为"维生素仓库"。西红柿还富含钙、镁、钾等微量元素。营养学家建议，每天吃2~3个西红柿，就可以补偿维生素和矿物质的损耗，增强机体抵抗能力，防治坏血病，抵抗感染，美白嫩肤，延缓衰老。

西红柿最强大的保健功能源自番茄红素。番茄红素是一种强抗氧化剂，其对游离基的抑制作用是维生素E的10倍左右。研究发现，番茄红素具有抗氧化、抑制突变、降低核酸损伤、减少心血管疾病及预防癌症等多种保健功能。

近年来，科学家发现，西红柿还富含一种抗衰老、抗癌、抗辐射、抗过敏、养颜美容护肤又护眼的物质——谷胱甘肽。

因此，这个迟来的爱情果，可以说是大自然对人类最新的恩赐。仿佛就是针对这个日益污染的环境、日益下降的体质、日益紧张焦虑的生活，而恩赐给我们的灵药。因此，女性朋友们，一定要加倍珍视这神奇美妙的浆果，要不离不弃每一天啊！

饮食禁忌

不宜过量食用未成熟的西红柿。未成熟的西红柿含有较多的番茄碱，过量食用会出现头昏、恶心、呕吐、流涎等中毒症状，重者可危及生命。

需要说明的是，番茄碱毒性很小，并且有良好的消炎作用，尤其对真菌的抑制作用最强。此外，番茄碱还是很好的肌肉增强剂，可用于治疗肌肉萎缩。因此，对未成熟的青番茄，也不必要过于恐惧，只要不过量食用就好。

西红柿养颜菜谱

1. 鸡蛋西红柿

🍲食材

鸡蛋2个，西红柿2个，葱半根，花生油、盐、酱油各适量。

🍳做法

（1）将西红柿洗净，切成大块；葱洗净，切成丝；鸡蛋打入碗中，打散。

（2）往炒锅中放入花生油，大火加温；油温七成热时，加入蛋液，翻炒。

（3）鸡蛋凝结后，放入葱丝与西红柿块，继续大火翻炒。

（4）待西红柿炒熟后，加入一点酱油、适量精盐，再翻炒两下，即可出锅。

◆ 健康小语 ▸▸ ▸

鸡蛋西红柿是经典家常菜，味道酸甜咸香，色彩红黄，营养相当丰富。由于用大火烹制，加热时间短，所以可以最大限度地保留西红柿所含的各种营养物质。这道菜既是米饭的最佳搭档，也是配面条的绝配。西红柿一定选择充分成熟的，这样才能发挥西红柿特有的酸甜味道，颜色也更加艳丽养眼。

2. 白糖西红柿

食材

西红柿2个，白糖适量。

做法

（1）将西红柿洗净，放沸水中焯过，然后撕去外皮，切成薄片，摆入盘中。

（2）将白糖撒在西红柿片上，此菜便制作完成。

◆ 健康小语 ▸▸ ▸

这道菜是经典中式西红柿凉菜，制作简单，酸甜可口，营养丰富，美容养颜。尤其是作为醒酒菜，效果非常好。

3. 番茄沙拉

食材

圣女果8个，生菜叶2片，小土豆1个，大蒜5瓣，鸡蛋1个，沙拉酱、绿芥末、橄榄油、盐各适量。

做法

（1）将圣女果洗净，一切两半；生菜洗净，掰成小块；土豆切丁，煮熟；鸡蛋煮熟，去皮，切片；大蒜拍成蒜末。

（2）将绿芥末、沙拉酱、蒜末混合后，充分拌匀。

（3）将圣女果、生菜、土豆丁、鸡蛋放入料理盆中，再放入混合好的沙拉酱，再加入适量橄榄油与精盐，拌匀后即可食用。

> **健康小语**
>
> 这个小小的沙拉，营养非常全面，风味独特，是非常好的开胃菜，尤其是美容养颜功效非常强大，并且也是很好的防癌、抗癌菜。对于不喜欢辛辣味道的人群，可以不用蒜末与芥末，只要加少量胡椒粉即可。

4. 西红柿炒菜花

食材

西红柿1个（若是小西红柿则2个），菜花200克，大料1个，香葱2根，花生油、酱油、香油、盐各适量。

做法

（1）将西红柿洗净，切碎；菜花洗净，沸水焯一下，捞出沥干；香葱切成末。

（2）往炒锅内加入适量花生油，放入西红柿碎丁与大料，中火加温。

（3）炒至西红柿软烂，放入菜花，翻炒。

（4）菜花熟透后，加入适量酱油与精盐，即可出锅装盘。

（5）在菜花上面撒上葱末，滴几滴香油，即可享用。

健康小语 ▶▶ ┤

　　西红柿可以与很多菜一起炒，像豆腐、西葫芦、土豆、茄子、圆白菜等，都可与西红柿同炒而成为营养丰富的美味佳肴。而西红柿也可以用番茄酱来代替，这样更简单方便，并且节省了烹调时间。

油菜：绿油油的美白菜

油菜绿油油的菜苗，是早春的一片生机；嫩绿的菜薹，是与芥蓝媲美的佳肴；鲜黄的油菜花，是江南仲春时节最惹人喜爱的色彩；油菜籽榨成油，营养价值不逊于橄榄油。小小油菜，尽其一生，为我们的健康保驾护航。

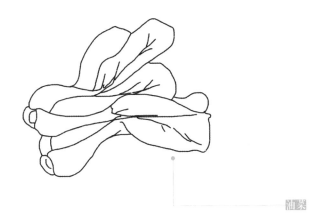

油菜

小小油菜，不可不爱

油菜的原产地是中国、印度与欧洲地中海。我国古代称油菜为芸薹，由于最早栽培油菜的是胡人，即青海、甘肃、新疆、内蒙古一带的人，所以也称其为"胡菜"。

油菜分为白菜型油菜、芥菜型油菜、甘蓝型油菜，不过这只是针对榨油用油菜的分类。我要给大家介绍的是蔬菜用的油菜，即油菜与菜心。

这种油菜，在菜市场上很常见。这种油菜不做榨油用，只长到幼苗阶段，便收割上市了，其颜色碧绿、口感脆嫩，营养丰富，富含维生素A、胡萝卜素、维生素C、钾、镁、钙等多种营养物质，美白养颜、延缓衰老、防癌抗癌的功效非常显著。

油菜与菜心的关系，正如蒜苗与蒜薹。在很早以前，南方大多培育菜心这种蔬菜，而北方则栽培油菜。如今，大江南北的菜市场，都可以同时见到油菜与菜心了。不过，很多人还是会混淆菜心与芥蓝，因为这两样外观很相似。不同之处是，芥蓝外表有层灰色的白霜，菜心则全身碧绿，并且叶子要多一些。

菜心一般是绿色的，但也有紫色的。比如著名的洪山菜心，便是紫色的。这种原产于湖北武汉洪山区的菜心，比较名贵，价格相对较高。不过，油菜与菜心在营养价值上，并没有特别大的差异。只是菜心的维生素C含量更高些，而维生素A与胡萝卜素则是油菜更高些。

饮食禁忌

中医认为油菜属于发物，因此疮痘、眼疾、小儿麻疹后期、疥疮等慢性病患者宜少食。此外，孕早期妇女也应少食。

油菜为光敏性食物，在大量食用之后，就不要长时间在强烈阳光下暴晒。

油菜美颜食谱

1. 蒜末油菜

食材

油菜200克，大蒜8瓣，花生油、酱油、盐各适量。

做法

（1）将油菜叶子掰开洗净，沸水焯过后，捞出，沥干；大蒜去皮，拍成蒜末。

（2）炒锅放入花生油与大蒜末，旺火加温。

（3）蒜香爆出后，放入油菜继续翻炒。

（4）油菜略熟后，放入酱油、盐调味，再翻炒两下即可出锅。

> **健康小语** ▶▶▶
>
> 这道菜是非常简单的蒜蓉炒系列，许多蔬菜都可以这样制作，菜心用这种方式炒出来，味道也非常美味。无论是炒油菜还是菜心，都不要把蔬菜炒得过于熟烂，断生之后，即可出锅了，让菜肴的余温使其达到完全熟透状态。如果火候过大，则会影响口感与营养。

2. 香菇油菜

食材

小香菇（鲜）6朵，油菜200克，姜1小块，蒜5瓣，泡椒1个，花生油、蚝油、香油、淀粉、米醋、生抽各适量。

做法

（1）将香菇洗净，去根；油菜洗净，纵向一切两半（若较大，则切四份）；姜、蒜切成末，泡椒切成小圈。

（2）取半碗水，加入适量生抽、米醋、蚝油、淀粉，调汁待用。

（3）取炒锅中加入适量水，放入盐、香油，烧开后，放入小油菜，焯水一分钟。

（4）将焯好的油菜捞出、沥干，然后摆盘，将菜叶朝向盘子中心，根部向外，摆成一圈。

（5）往炒锅中加入适量花生油，爆香姜、蒜末，加入香菇与盐，翻炒。

（6）放入调好的料汁，一边煮一边翻动香菇；待汤汁浓稠时加入泡椒。

（7）将煮好的香菇倒入盛油菜的盘子里，这道菜就做好了。

健康小语 ▶▶▶

香菇油菜是一道经典的传统菜肴，在20世纪80年代以前，还属于高档菜。这是因为，不单是油菜的清香与香菇的浓香相得益彰，并且颜色上黑绿搭配，煞是好看，尤其是摆盘整齐，便显得很高大上了。

如今，人们生活水平普遍提高，香菇与油菜的价格又不贵，所以，这道菜"飞入寻常百姓家"，成为最普通的家常菜了。尽管普通，但营养丰富、美味可口，还能美白嫩肤，增强免疫力，做法又比较简单，所以诸蔬女们还是要好好珍视这道美味。

3. 油菜烧豆腐

食材

北豆腐200克，油菜200克，大料1个，油、食盐、葱、老抽、香油各适量。

做法

（1）将北豆腐切块，油菜掰开洗净，葱切成末。

（2）往炒锅中倒入适量植物油，加温七成热时放入豆腐块，煎至两面焦黄后，添加适量水、盐、大料、老抽，大火烧开。

（3）汤汁收至一半时，加入油菜，撒上葱末，滴几滴香油，即可出锅。

> **健康小语**
>
> 这道菜是经典家常菜，菜色黄、白、绿相间，很是好看，营养丰富，美味可口。油菜属于低矮类蔬菜，贴地生长，容易农药超标，含硝酸盐较多。所以，加工时，最好是焯水处理。焯水时间不宜过长，以免影响口感。尤其是焯水后还要继续在炒锅中加热时，焯水时间更是要短。

4. 白灼小油菜

食材

油菜200克，姜2片，蒜4瓣，红尖椒半根，蒸鱼豉油1勺，植物油、香油、盐各适量。

做法

（1）将油菜洗净，姜切丝，蒜切末，红尖椒切成圆圈。

（2）往锅里放适量水，烧开后，加入适量盐与香油，将小油菜焯水，断生后，摆入盘中；菜叶朝里，根部朝外。

（3）在盛油菜的盘子中部，依次加入蒜末、姜丝、红尖椒圈，红尖椒圈在最外层。

（4）淋上蒸鱼豉油。

（5）往炒锅中加入适量植物油，加温至微冒烟时，将热油浇在盘中的调料上即可。

健康小语

　　这道菜制作很简单，色彩红绿相配，口味咸辣鲜香，又不失清淡。营养丰富，是经典的养颜菜。如果没有蒸鱼豉油，可以用生抽、蚝油、白糖混合后代替。

菠菜：营养模范生

菠菜又称波斯菜、赤根菜、鹦鹉菜等，因营养丰富而有"营养模范生"的美誉，阿拉伯人则称其为"蔬菜之王"。美国动画片《大力水手》更是把菠菜推向了巅峰。

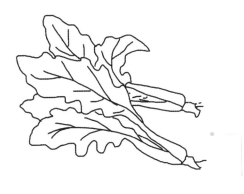

含铁量极高的菠菜

菠菜原产于古波斯（今伊朗），经北非，由摩尔人传到西欧西班牙等国。菠菜最早传入我国，是尼泊尔国王将其作为礼物于贞观二十一年（公元647年）进贡给唐太宗李世民的。从此，菠菜就在中国落户了。

对菠菜宣传力度最大的，就是美国动画片《大力水手》。由于这个动画片是美国一家罐头厂商赞助的，目的就是为了给菠菜罐头做宣传。而这些的前提是，在1870年，德国化学家沃尔夫发表了一篇论文，首次指出菠菜的含铁量极高，其价值足可以与红肉相当。

今天我们看一下对菠菜测定的营养成分，就会发现，每100克菠菜平均含铁量是2.9毫克。再看猪肉与里脊的含铁量，分别是1.6毫克与2.4毫克。由此不难发现，菠菜的含铁量确实是相当甚至高于红肉的含铁量。

另外，菠菜富含胡萝卜素、维生素A、钾、钙、钠、镁、磷、维生素C、铁、蛋白质、维生素E、B族维生素等多种营养成分，是营养价值极高的深绿色蔬菜之一。尤其是菠菜的根部，含铁量达到每100克含有12毫克，即使吸收率再差，也比任何红肉的利用价值高几倍，大概只有含铁巨无霸的猪肝能超过菠菜根。

菠菜有明眸护眼、美白嫩肤、补铁补血、润肠通便、降压降糖、预防坏血病、防癌抗癌、延缓衰老等多种功效。

饮食禁忌

菠菜不可直接烹调，一定要先焯水，去除苦涩味的草酸后，再食用，以防草酸过多会影响人体对矿物质的吸收，并且还可以去除亚硝酸盐的威胁。

菠菜属于嘌呤高含量食物，因此痛风患者不宜食用。

菠菜美颜菜谱

1. 红嘴绿鹦哥汤

食材

豆腐100克，菠菜200克，姜1片，葱半根，香油、盐各适量。

做法

（1）将豆腐洗净，切成半厘米厚的片；菠菜掰开洗净；姜细切成末；葱切成葱末。

（2）将菠菜放入沸水中焯一下，去除苦涩味的草酸，然后捞出、沥干。

（3）往汤锅中加入冷水，用加入菠菜、豆腐、香油、盐、姜末，大火煮开。

（4）煮至菠菜酥烂，然后撒上葱末即可。

健康小语 ▶▶ ◆

　　这是一道经典的农家汤菜。据说清朝时，某年秋天，下江南私访的乾隆皇帝来到徐州乡下，不巧钱财被盗，气候干燥，鼻子又流血不止，便到农家寻食。农夫给他煮了一锅菜汤，味道鲜美异常，鼻血也止住了。乾隆问询何菜，农夫笑曰："青浆白玉版，红嘴绿鹦哥。"乾隆回京后，命大臣解释农夫的这句诗，原来说的是，在这青绿色的菜汤里，有雪白如玉的豆腐，还有绿叶红根的菠菜。说白了，就是菠菜豆腐汤。

　　其实这个小典故的真实度，真的不高。且不说农夫不会说出这两句对仗工整的诗句，并且饱读诗书的乾隆已经见到了汤里的食材，怎么解不开这个诗谜，还要回去问大臣呢？他连豆腐与菠菜都不认识吗？不过，红嘴绿鹦哥形容菠菜，确实是很形象，权当是菠菜的又一个称谓吧。

菠菜豆腐汤美白又嫩肤，尤其还是补钙神品。很多人认为菠菜与豆腐相克，可是焯过水的菠菜已经去除了草酸的威胁，自然不会有结石之忧了。

2. 蒜泥菠菜

食材

菠菜200克，大蒜6瓣，生抽、香油、盐各适量。

做法

（1）将菠菜冲洗干净，较长的菠菜一切两段；大蒜去皮，拍碎切末。

（2）将菠菜沸水中焯水，断生、无苦涩味时，捞出、沥干。

（3）将菠菜置于料理盆中，放入蒜末，再加入适量生抽、香油、食盐，拌匀即可。

健康小语 ▸▸

这道菜的做法非常简单，大蒜与菠菜都是保健养颜功能极强的食材，一起凉拌，营养更加丰富，美白、嫩肤、明眸的效果更加显著，并且也增强了防癌抗癌的功效。

3. 鸡蛋炒菠菜

食材

菠菜200克，鸡蛋2个，葱半根，植物油、酱油、盐各适量。

做法

（1）将菠菜洗净后，一切两段，放入沸水中焯过；鸡蛋打入碗中，打散蛋液；葱切成丝。

（2）往炒锅中倒入适量植物油，加热至油温七成热时，倒入蛋液，翻炒。

（3）蛋液凝固后，加入葱丝，爆出葱香后，放入菠菜，翻炒。

（4）加入适量酱油与盐，翻炒几下，即可出锅。

健康小语 ▸▸

这道菜也是经典家常菜。鸡蛋的营养非常全面，也可以称作是"营养模范生"，这道菜，也可以称为"清炒两个模范生"。营养更全面、更丰富，保健美颜功能当然是更强了。炒鸡蛋与大葱是绝配，可以提升蛋香。这道菜的主体味道是大葱炒鸡蛋的浓香，辅以菠菜的清香，吃上一口，那才叫个真香！在色彩上，黄绿相配，一派春意盎然，十分养眼。

---

4. 玉米炒菠菜

食材

菠菜200克，甜玉米粒150克，奶油、黑胡椒粉、食盐各适量。

做法

（1）将菠菜洗净后，一切两段，放入沸水中焯过，捞出、沥干。

（2）炒锅中放入适量奶油，加热熔化后，放入玉米粒，中火拌炒。

（3）玉米粒炒熟后，加入菠菜，继续翻炒。

（4）加入适量黑胡椒粉、食盐调味，拌匀后，即可出锅。

健康小语 ▶▶ ▪

这道菜在色彩上，又是一个黄绿搭配的春天色调。口味上，以甜香鲜辣为特色。奶油的奶香，配上甜玉米粒的甜香，形成了这道菜的主体味道。辅以菠菜的清香，使口味更加丰富。黑胡椒的加入，使菜肴有了一些细微的辛辣味道，既刺激了味蕾，又有增进食欲之功效。因此，这是一道看着养眼，吃了养颜的佳肴。

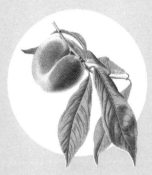

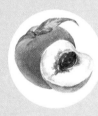

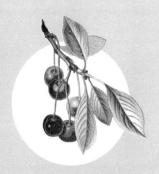

第 三 章

蔬女活力经

胡萝卜：护眼之神

长时间在电脑前办公的人，经常会出现眼干、眼涩、眼酸胀，甚至视物模糊、视力下降的情况。眼为心灵之窗，患有眼疲劳的女士，正如缺失营养的鲜花，活力顿失，无精打采。这种情况，只要每天吃几根胡萝卜，疲惫感就会顿失，马上恢复青春活力，光彩照人。

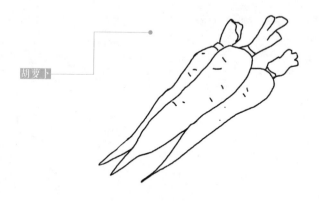

胡萝卜

每日只需1根，便让你活力四射

胡萝卜并非萝卜家族成员，而是伞形科胡萝卜属的红脸娃；白萝卜、青萝卜等萝卜家族，则是十字花科萝卜属的白脸或青脸壮汉。胡萝卜比萝卜只多了一个字，却是截然不同的两种蔬菜。从营养角度来说，胡萝卜营养价值更高，一般只要养成每天吃一根胡萝卜的习惯，那么就会精力充沛，活力满满。

一般认为，胡萝卜原产于西亚，阿富汗为最早栽培地，10世纪经伊朗传入欧洲，约13世纪经伊朗传入我国，15世纪传入英国，16世纪传入美国与日本。

胡萝卜素有"小人参"之美誉，富含胡萝卜素、维生素A、维生素C、维生素B_1、维生素B_2、花青素、钙、铁等营养成分，是富含多种抗氧化剂的蔬菜。因此，常吃胡萝卜就可以有效清除体内过多的自由基，使人皱纹减少，皮肤细腻，双眼明亮，延缓衰老，延年益寿。

对于夜盲症患者，胡萝卜素是最好的灵药。对于眼干、睛涩等眼疲劳症，胡萝卜素更是药到病除。除此之外，胡萝卜中的β-胡萝卜素对花粉过敏性皮炎有预防作用，还能调节细胞内的平衡，提高身体的抗过敏能力。而胡萝卜中含有的α-胡萝卜素更是抗氧化能力超强，尤其是其抑制癌细胞能力，更是比β-胡萝卜素强10倍之多。研究发现，血液中含有的α-胡萝卜素浓度越高，心脏病危险就越低，并且健康指数越高，拥有更长的寿命。

胡萝卜中的维生素A、维生素C、胡萝卜素及花青素，都是强抗氧化剂，都可防癌、抑癌，都具有增强免疫力的作用。此外，胡萝卜中的木质素也能增强机体免疫力，提高巨噬细胞消灭有害细菌的活力。

因此，对于不喜欢吃胡萝卜的人而言，所失去的不仅是一种可口的美味，而且同时也失去了最有力的健康保障。

胡萝卜可生吃，可熟吃，可凉调，可爆炒，可清炖，可红烧，可煎可炸，还可以做包子馅、饺子馅。无论中餐还是西餐，或者日料，或者印度咖喱，都有用胡萝卜做成的佳肴。在这些各种口味的佳肴中，总有一款会是你的至爱。因此，即使再挑食，也不应该拒绝胡萝卜这位保健之神。

饮食禁忌

食用胡萝卜时，不宜加入太多的醋，以免胡萝卜素损失。

育龄妇女，不宜大量食用胡萝卜，比如一天三顿吃胡萝卜，会影响生育能力。因为人体摄入过多的胡萝卜素，会抑制卵巢的正常排卵功能。

大量食用胡萝卜后，不可长时间在阳光下暴晒，因为胡萝卜为光敏性食物。

此外，服用氢氯噻嗪时，不宜食用胡萝卜。

由于胡萝中的胡萝卜素等营养物质存在于胡萝卜的细胞壁中，而细胞壁是由纤维素构成，人体无法直接消化，只有通过切碎、煮熟、咀嚼等方式，使细胞壁受到破坏，胡萝卜素才能被释放出来，为人体所吸收利用。如果将胡萝卜切碎成丁，拌入植物油调成的沙拉调料食用，胡萝卜的脂溶性维生素亦可以最大化的得到吸收。

有传言认为，胡萝卜与白萝卜、菠菜、西红柿、辣椒以及草莓、柑橘等维生素C含量高的果蔬不能同食。这是错误的。胡萝卜所含有的维生素C分解酶，在70℃的高温下便会被破坏，因此只要先将胡萝卜下锅加温后，再放入其他蔬菜同炒，便不会破坏其他蔬菜含有的维生素C

了。当然，如果用胡萝卜切丁与草莓、柑橘一起拌成沙拉，那么还是对维生素C有破坏作用的。

胡萝卜保健菜谱

1. 胡萝卜沙拉

食材

胡萝卜1根，黄瓜半根，土豆1个，鸡蛋1个，沙拉酱、盐各适量。

做法

（1）将胡萝卜洗净，去皮后切碎成丁，放入沸水中焯过，捞出沥干；黄瓜洗净，去皮，切丁；土豆洗净，去皮，切丁，然后放沸水中煮熟，捞出沥干、晾凉（或放冰箱中降温至凉）；鸡蛋煮熟，去皮，一切两半。

（2）将以上菜丁放入料理盆中，放入适量沙拉酱、盐，拌匀后装盘，摆放切好的鸡蛋，即可食用。

健康小语 ▶▶

这道菜制作起来非常简单，食用方便，营养丰富，可以有效补充能量，让你活力四射，还能护眼养颜，增强免疫力。胡萝卜丁焯水时间要短，要保留其脆嫩口感，焯水只是为了经高温破坏其所含有的维生素C分解酶。土豆丁要煮熟，但不可过于软烂。黄瓜去皮，是为了去除其表皮含有的维生素C分解酶。加入鸡蛋，则是为了加强优质蛋白的摄入。

2. 胡萝卜炒鸡蛋

食材

胡萝卜1根，鸡蛋2个，葱、油、盐各适量。

做法

（1）将胡萝卜洗净，切成细丝；鸡蛋打入碗里，打散；葱切丝。

（2）往炒锅内加入适量油，旺火加温后，倒入蛋液，把鸡蛋炒散。

（3）投入葱丝，出香味后，放入胡萝卜丝继续翻炒。

（4）胡萝卜丝断生后，放入适量盐调味，即可出锅。

健康小语 ▶▶

这道菜制作时，不要把胡萝卜丝炒过火，一定要保留脆嫩口感，一断生，马上出锅。虽说胡萝卜烧煮得越烂，越利于人体吸收，但是口感太差也会影响食欲。其实吃的时候，只要把胡萝卜丝细细咀嚼，就可以有效提高营养素的吸收率。

3. 咖喱胡萝卜土豆丁

食材

胡萝卜1根，土豆1个，洋葱半个，花生油、黄咖喱各适量。

做法

（1）将胡萝卜、土豆洗净，去皮，切丁；洋葱剥去老皮，切丁。

（2）往炒锅中放入胡萝卜丁与土豆丁，加水适量，以水面超过食材为度，再加入适量的花生油，中火煮炖。

（3）土豆丁煮熟后，加入咖喱粉与洋葱丁，大火收汁。洋葱断生后，即可出锅。

这道菜制作非常简单，即使从来没做过饭的人，也可以做出美味佳肴。制作中最关键的，是掌握好水量与火量。火大，则多放些水；火小，则少放些水。当然，也可以在锅中的水快被煮干而土豆未熟时，再添些水接着煮；还可以在土豆煮熟了汤汁太多时，把多余的汤汁倒出来。总之，要在土豆已熟的时候，正好汤汁不多不少，放入咖喱与洋葱后，很快就可以收汁完毕。

关于咖喱，有红咖喱、绿咖喱、黄咖喱、英国咖喱、日本咖喱等不同口味，大家可以根据自己的喜好随意创新，咖喱本身便是一种极富创新意味的饮食方式。我做菜喜欢用日本咖喱，不为别的，只为简单。只要把食材煮熟，再把咖喱粉或咖喱块放入同煮至收汁，美味佳肴便做好了。其简洁方便之极，甚至不需要你拥有任何厨艺。

4. 胡萝卜炖羊肉

食材

胡萝卜2根，羊肉150克，葱1根，花椒15粒，朝天椒2个，盐适量。

做法

（1）将胡萝卜洗净，切块，羊肉切块，葱切成段，花椒用纱布包好。

（2）汤锅加适量凉水，放入羊肉块，大火烧开，用小勺撇去浮沫。

（3）放入葱段、花椒、朝天椒，小火煮炖至羊肉熟透，再放入胡萝卜。

（4）煮炖至胡萝卜酥软，加入适量精盐；挑出花椒包与葱段，即可盛碗食用了。

健康小语 ▶▶ ▶

　　羊肉与胡萝卜属于经典搭配，无论是胡萝卜炖羊肉，还是胡萝卜炒羊肉，还是胡萝卜羊肉馅的包子、饺子，都是传统经典名菜名吃。之所以这样搭配，是因为胡萝卜的香甜味可以去除羊肉的膻味，并且在营养滋补上又得到了增强。

芦笋：生命卫士

关于芦笋的名称，一直存在许多误解。有许多人认为其学名为石刁柏，其实，石刁柏是原产于中国的一种药材，两者根本不是同一种东西。此外，我国有的地方将芦苇的幼茎称为芦笋。这个芦苇幼茎的芦笋，与这里要讲的芦笋，是完全不同的两种蔬菜，切不可混为一谈。这里要讲的，是世界十大蔬菜之一的芦笋。这个芦笋，是你的生命卫士，可以保护心脏，让你充满活力，免受心脏病、高血压、疲劳、水肿、膀胱炎等诸多疾病的干扰。

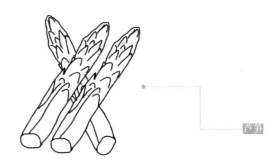

芦笋

献给阿佛洛狄忒的贡品

芦笋原产于欧洲、北非与西亚。公元前3000年古埃及已有芦笋的记载，公元前2500年希腊人开始种植芦笋，并且迷恋其独特的味道与口感。

17世纪芦笋传入美洲，18世纪传入日本，20世纪初才传入中国，并且只是少数地区的少量种植。20世纪90年代，我国开始大面积种植芦笋，主要用于出口创汇。至今，芦笋传入中国已有100多年。

春夏之交，芦笋开始上市。芦笋有白绿之分，我国以绿色最为常见。

芦笋富含钾、镁、钙以及B族维生素、维生素C、维生素A与天冬酰胺，可以增强体力，消除疲劳，还可以辅助治疗倦怠疲劳、心脏病、高血压、水肿、膀胱炎、食欲不振、蛋白质代谢障碍、尼古丁中毒、动脉硬化、低钾症、湿疹皮炎、视力疲劳、听力减弱、肾炎、贫血等。此外，芦笋还含有对治疗高血压、脑出血等有效的芦丁、甘露聚糖、胆碱及精氨酸等；芦笋含有的组蛋白与抗氧化剂，能使细胞正常生长，防止癌细胞继续扩散，增强人体免疫力，延缓衰老。因此，芦笋被生化学家称为"生命卫士"。

这么好的蔬菜，当然要让它上餐桌了。更何况，芦笋好吃易做还百搭，不需要厨艺就可以制成佳肴美味。西餐的吃法，一般是煮熟或蒸熟，搭配荷兰酱、熔化的黄油、橄榄油、帕玛森芝士、蛋黄酱、火腿食用，或者做奶油白芦笋汤，用奶香和油脂香来激发白芦笋的香气。中餐的吃法是，加蒜末、蚝油一炒便可以，非常简单。

饮食禁忌

芦笋不宜生吃，会导致腹胀、腹泻。

不新鲜的芦笋不宜食用，不要购买根部木质化的芦笋。

芦笋中嘌呤的含量较高，食用后容易使尿酸增加，因此有痛风症状的人要少吃。

芦笋保健菜谱

1. 蒜末炒芦笋

食材

芦笋8根，蒜1头，生抽、花生油、蚝油各适量。

做法

（1）将芦笋洗净，去掉老根，削去底部的老皮，斜切成长段；大蒜剥皮后，拍成蒜末。

（2）往炒锅内放入适量的花生油，加入蒜末、芦笋，中火翻炒。

（3）芦笋熟透后，加入适量蚝油、生抽调味，翻炒两下，即可出锅盛盘。

健康小语

这道菜是中餐做法，非常简单。由于蚝油与生抽都含有盐，所以这道菜就不用另外放盐了。芦笋具有独特的清香与口感，所以，烹制时最好不要做成重口味，要力求清淡。鲜芦笋很好熟，所以加热时间不可以过长，一定要保持其绿油油的颜色。只有这样，才色香味俱全，才更有营养，更有食欲。

2. 鸡蛋芦笋

食材

芦笋5根，鸡蛋1枚，橄榄油、黄油、黑胡椒粉、盐各适量。

做法

（1）将芦笋洗净，去掉老根及底部老皮；往煎锅中放适量橄榄油与黄油，中火将芦笋煎熟后取出，摆入盘中。

（2）往锅中放少量橄榄油，煎一个荷包蛋，蛋黄上撒一点盐。

（3）将适量黑胡椒粉与盐撒在芦笋上，再将荷包蛋摆放到芦笋上面，即可享用。

健康小语 ▶▶

这道菜的做法非常简单，很适合早餐。口感细腻、奶香扑鼻的黄油，可以使芦笋的清香更加迷人，口感更加香甜。橄榄油的使用，则保障了人体对不饱和脂肪的摄入，使芦笋的保健功能得到增强。

---

3. 芦笋炒香菇

食材

芦笋5根，胡萝卜一小段，鲜香菇2朵，大蒜5瓣，橄榄油、盐、鸡精各适量。

做法

（1）将芦笋洗净，去老根及底部老皮，一切两段；香菇洗净，去蒂，切成薄片；胡萝卜洗净，切细丝（有10~20根胡萝卜丝即可，剩下的胡萝卜可以放冰箱保存）；大蒜切片。

（2）往炒锅内放入适量橄榄油，加入大蒜片、胡萝卜丝、香菇片，然后点火加温。

（3）胡萝卜丝熟透后，加入芦笋段，继续翻炒。视情况可加入少量热水，以防煳锅。

（4）芦笋变翠绿后，加入盐与鸡精调味，即可出锅。

健康小语 ▸▸ ·

　　这道菜颜色亮丽，营养丰富，并且制作简单，节约时间。如果有朋友来你家做客，你只需几分钟，便可像变魔术般做出这么一道漂亮的小菜，肯定会让对方惊奇不已。此菜可作为早餐的配菜，如果再加一份黑椒牛排与蘑菇汤，便算是很高档的早餐了。当然，也可以作为午餐的炒菜之一，搭配米饭吃。

西蓝花：蔬菜皇冠

西蓝花，就是绿色的菜花。爽脆，营养丰富，是健身达人喜爱的能量之花。

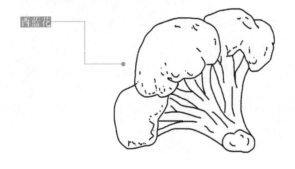

西蓝花

营养丰富的能量之花

西蓝花是甘蓝大家族中的一员，与菜花、圆白菜、绿甘蓝、紫甘蓝、羽衣甘蓝、芥蓝都是一家人。所有这些甘蓝的祖先是野生甘蓝，原产于地中海沿岸和西北欧海滨。

公元前600年，希腊人将野生甘蓝培育成羽衣甘蓝。在13世纪的德国，由羽衣甘蓝培育出结球甘蓝，即绿甘蓝。在14世纪的英国，培育出紫甘蓝。在15世纪的法国，培育出了花椰菜（菜花）。约17世纪的意大利，才培育出了西蓝花。

最早在南北朝时，甘蓝已传入中国。后来，我国广东地区由散叶甘蓝培育出芥蓝。至今，芥蓝在我国已有900多年的种植历史。其他甘蓝在我国的种植历史最多也就300年。花椰菜（菜花）与西蓝花传入中国最晚，直到19世纪末才传入中国。

甘蓝类蔬菜营养价值极高，都具有延缓衰老、抗癌治癌、美容养颜、增强免疫的功效。按营养价值由高至低进行排列，顺序是西蓝花、芥蓝、紫甘蓝、绿甘蓝、圆白菜。

需要说明的是，西蓝花与芥蓝的营养价值，甚至有些难分伯仲，西蓝花只是因为维生素A含量极高而排名第一，而维生素C及钾、钙、钠、镁等微量元素的含量，芥蓝要超过西蓝花许多。

还要说明的是，圆白菜与绿甘蓝并非同一种蔬菜，圆白菜扁圆，个大，口感及营养皆不及绿甘蓝。绿甘蓝较小，为球形，口感脆嫩，营养更为丰富。

西蓝花不单在甘蓝家族中名列前茅，在所有蔬菜中亦是佼佼者，有着"蔬菜皇冠"的美誉。西蓝花中蛋白质的含量，是花椰菜（菜花）的2倍，是西红柿的4.5倍。维生素C含量远超西红柿与辣椒。维生素A甚至接近胡萝卜的含量。西蓝花富含多种抗氧化剂，尤其是还含有抗癌活性最强的萝卜硫素，因此在抗癌以及延缓衰老方面效果显著。

饮食禁忌

西蓝花富含多种营养物质，可以说是百无禁忌，任何人都可以吃。不过，西蓝花含有一种抗氧化物质——硫苷，这种物质在某些条件下会水解生成致甲状腺肿大的异硫氰酸盐。异硫氰酸盐本身是一种抗氧化剂，可以抑制肿瘤的发生。可是，它同时也是一种致甲状腺肿大的物质，会抑制甲状腺对碘的吸引，导致甲状腺素浓度降低，并最终造成甲状腺肿大。因此，接受碘治疗的患者、甲状腺炎患者及甲状腺肿大的患者，不宜大量食用西蓝花。

西蓝花保健菜谱

1. 水焯西蓝花

食材

西蓝花200克，生抽、芥末、油、盐各适量。

做法

（1）将西蓝花洗净，用剪刀剪下花朵，分成较为匀整的小块，花茎可弃，亦可存留炒菜用。

（2）往沸水中滴一点食用油，再加一点盐，然后投入西蓝花，焯水，八成熟时捞出，装盘。

（3）往小碗中放入生抽，再挤入芥末膏，蘸食焯好的西蓝花。

西蓝花最好的加工方法是水焯。水焯不到1分钟，西蓝花就熟了，不会损失过多营养，并且还可以去除残留农药。焯水时，加入一点食用油与食盐，可以使西蓝花的颜色更加鲜绿。

水焯西蓝花是一道非常简洁的配菜，如果再来一份生鱼片，或两个煎蛋，或两个炸鸡腿，或一份牛排，就是非常好的套餐了。

需要说明的是，任何甘蓝类蔬菜，都是最适合水焯后食用的，只有紫甘蓝更适合生吃。水焯后可以根据自己的口味加入各种调料凉拌，或者是花椒油与辣椒油，再加蒜末、精盐凉拌，或者直接沙拉酱，都会是很好的美味。

2. 香菇炒西蓝花片

食材

西蓝花200克，香菇3朵，青虾仁6个，大蒜6瓣、大料1个，花生油、盐、酱油、蚝油各适量。

做法

（1）上道菜只用了菜花部位，这道菜我们就用剩下的西蓝花茎来制作。将西蓝花茎洗净，去皮，将小的花茎切成薄片，将主干茎纵切两半，然后斜切成薄片。

（2）将香菇去老根，洗净后，切片；虾仁水泡去冰；大蒜去皮，拍成蒜末。

（3）往炒锅内放入大料、花生油、香菇片，中火加温翻炒。

（4）炒出香味后，放入青虾仁，炒至虾仁变色后，放入西蓝花片、蒜末同炒。

（5）西蓝花片八成熟时，加入适量酱油、盐、蚝油调味，迅速翻炒两下，即可出锅。

健康小语

香菇的加入，不仅增加了醇厚的味道，并且使营养得到提升，抗癌功能更加强劲。而青虾、大蒜都是富含抗氧化剂的食物，所以，这道菜可以说是增强活力、延缓衰老的经典养生菜。简单实用，色香味俱全，百吃不腻。

3. 西红柿西蓝花

食材

西红柿1个，西蓝花200克，大蒜8瓣，白糖、花生油、盐、蚝油各适量。

做法

（1）西红柿洗净，切碎，放入炒锅中，添适量花生油、白糖、水，煮成番茄酱，盛出装盘。

（2）将西蓝花洗净，用剪子剪掉菜花部位，分成匀整小块（菜茎部位存留下次使用）；大蒜去皮，拍成末。

（3）往炒锅中放入适量花生油，加入蒜末，中火加温，出香味后，放入西蓝花，翻炒。

（4）西蓝花八成熟时，放入盐、蚝油，翻炒几下，即可出锅，摆放到盛有番茄酱的盘子里。

健康小语 ▶▶▶

科学家认为，将防癌抗癌能力超强的西蓝花与西红柿同时食用，可以起到1+1>2的效果。但西红柿与西蓝花同炒，会使西蓝花失去鲜绿的色彩，因此，本菜将其分开制作，最终用西蓝花蘸着番茄酱吃，养生效果增强，色香味依然俱全。

不放番茄酱，便是经典的蒜末炒。所有的甘蓝类蔬菜，都可以用蒜末来炒，非常的美味。

南瓜：金色能量之源

"红米饭、南瓜汤、秋茄子，味好香"，红军歌谣里说的这些食物，在今天仍然是受人欢迎的美味。尤其是南瓜，自从其丰富的营养成分公之于众，便一直成为最热门的养生保健食物，经久不衰。

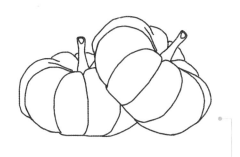

南瓜

经久不衰保健瓜

南瓜是极其古老的食物之一，原产于南美洲，至少已有2000多年的栽培史。哥伦布发现新大陆，使南瓜开始走向世界。明朝时传入我国。但传入不止一条路径，有从朝鲜半岛传入的，所以也称为"高丽瓜"；有从日本传入的，所以也称为"倭瓜"，由于日本在中国的东方，所以又称为"东瓜"，但日本却认为其来自中国，称其为"唐茄子"。

由于南瓜好栽易活又高产，房前屋后皆可种植，长长的藤蔓攀上房顶，在房顶、屋檐处结瓜累累，所以也称"房瓜"。比较专业的种植方法，是搭成木架窝棚，让藤蔓缠绕木架结瓜，所以也称"窝瓜"。由于南瓜成熟后颜色金黄，所以也称"金瓜"。南瓜营养丰富，荒年可以代粮，所以又称"饭瓜""米瓜"。

南瓜富含维生素A、钾、镁、锌、铁、磷、氨基酸等多种营养物质，对贫血、高血压、冠心病、脑血管疾病、乳腺癌、习惯性流产、哮喘等，都有良好的防治作用，尤其对肝肾功能减弱者增强细胞再生能力有帮助。

南瓜在日本被称为"蔬菜之王"，是广大女性公认的"最佳美容食品"，也是补充人体能量的最优蔬菜之一。南瓜子的营养更是十分丰富，并且含有不饱和脂肪酸，可预防动脉硬化；其含有的锌、磷等微量元素，则对前列腺有着很强的保健作用。南瓜瓤的营养更是不能忽视，其维生素A的含量是果肉的5倍，因此，如果是新鲜的南瓜，就应尽量全部加以利用。

南瓜可以制作出许多美味佳肴，既可制成精美细腻的西餐菜品，又可做成简朴大方的中餐美肴。

饮食禁忌

南瓜含糖量较高，吃多了会促进脂肪堆积，引起发胖，因此一定要注意饮食用量。

南瓜保健菜谱

1. **南瓜炖螃蟹**

食材

南瓜200克,梭子蟹2只,大葱1根,花生油、蚝油、盐各适量。

做法

(1)将南瓜洗净,切成小块;螃蟹洗净,将上壳掰开,鳃、心、胃等不能吃的部位清除掉,再将螃蟹纵切两半;葱洗净,切成段。

(2)往锅中放少量花生油,再放入南瓜块、葱段,添水没过食材,然后大火烧开,再改小火慢炖。

(3)南瓜七成熟时,放入螃蟹块,盖上锅盖,中火煮炖。

(4)螃蟹颜色变红,加入适量精盐、蚝油,再略煮片刻即可。

健康小语

这道菜是沿海地区的经典农家菜,营养丰富,味道鲜美。颜色上,南瓜金黄、螃蟹亮红,汤汁纯净澄黄,一派暖黄色调,很是养眼。味道上,南瓜甜软,螃蟹鲜香,别具风味。做这道菜,一定要少放盐,也可以不放,以保持清淡鲜香的品质。

2. **南瓜炖羊肉**

食材

羊肉200克,南瓜200克,葱1根,花生油、盐各适量。

做法

(1)将南瓜洗净,切块;羊肉洗净,切成小块;葱洗净,切成段。

(2)往锅中放入羊肉块、水,大火煮开;用勺子撇去浮沫后,放入葱段，再改小火慢炖。

（3）羊肉熟烂后，放入南瓜块、适量花生油，继续煮炖。

（4）南瓜熟透后，放入适量精盐调味，即可享用。

▶ 健康小语 ▶▶ ▶

羊肉与南瓜相辅相成，具有补虚、温暖脾肾、强体健身、美容养颜等功效。

3. 南瓜羊羹

食材

南瓜300克，吉利丁片10克，白糖30克。

做法

（1）将南瓜切成小块，用蒸锅蒸熟，用筛压成泥，然后加入白糖，拌匀。

（2）将吉利丁片用冰水泡软，取出挤去水分，然后隔水加热，使其融化成液态。

（3）将液态的吉利丁与南瓜泥混合、拌匀，倒入长方形模具中（模具中可加保鲜膜，以方便脱模），然后置于冰箱冷藏。

（4）南瓜泥冷却成冻后，即可取出切成长方形小块，装盘食用。

▶ 健康小语 ▶▶ ▶

羊羹是非常著名的日本茶点，不过，据说是源自中国。最早的羊羹是羊肉熬成的羹，冷却成冻以佐餐。其后随禅宗传入日本，由于僧人不吃肉，于是便用红豆与面粉等混合后蒸制而成。

4. 虾仁南瓜汤

食材

南瓜300克，大虾6只，牛奶1杯，葱半根，蒜6瓣，黑胡椒、姜、花生油、盐各适量。

做法

（1）将南瓜洗净，切块；大虾洗净，开背，去沙线；葱切丝；蒜拍碎切末；姜切细丝。

（2）往炒锅中放入适量花生油，加热后投入葱、姜丝与蒜末，翻炒至出香味。

（3）放入大虾，继续翻炒，然后加一些盐，炒至虾壳变红，关火。

（4）取出大虾，剥出虾仁；然后将虾壳放回锅中，添一些清水，开火煮炖。

（5）将南瓜块用料理机打成南瓜泥，倒入干净的不干锅中。

（6）将煮虾壳的水用细筛过滤，然后将过滤的水倒入装有南瓜泥的锅中。

（7）大火烧开，然后小火慢熬南瓜泥，直到熬成糊状。

（8）将3只虾仁切碎，拌入南瓜糊中；将南瓜糊盛入小碗，在上面摆上3只完整的虾仁。

（9）撒上适量的黑胡椒粉，鲜美异常的虾仁南瓜汤就可以享用了。

健康小语 ▶▶▶

这道菜可作为西餐主菜与副菜过后的汤品，也可以作为早餐，配一份牛排，便是良好的荤素搭配。此外，还可以作为夜宵食用，其丰富全面的营养会给熬夜的你补充足足的能量。

韭菜：壮阳草

　　韭菜又称丰本、草钟乳、起阳草、懒人菜、长生韭、壮阳草、洗肠草等，光听听这些名称，你就会知道韭菜是又保健又好做的美蔬。阳气充足，人就会精力充沛，活力满满，而女性亦需要壮阳，因此亦需要常吃韭菜。

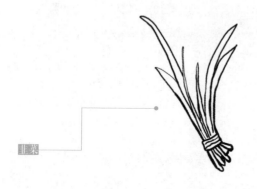

韭菜

要想阳气足，就要吃韭菜

　　韭菜原产于中国，至少已有3000多年的栽培历史，《诗经》中即有"献羔献韭"的诗句。至今我国华北、西北、东北等地区仍有野生韭菜分布。公元9世纪韭菜传入日本，由此逐渐传至其他国家。

韭菜的营养价值极高，富含钙、铁、磷、钾、镁、锌、硒、维生素C、维生素E、B族维生素等多种营养物质，具有辅助治疗阳痿、早泄、遗精、多尿、胃热、白浊、经闭、腰膝痛和产后出血等症。

韭菜中还含有挥发性含硫化合物，具有增进食欲杀菌降低血脂的作用，还能使黑色素细胞内的酪氨酸系统功能增强，从而调节皮肤毛囊的黑色素，消除皮肤白斑。

韭菜最大的功效就是壮阳，人体阳气充足，就会精力旺盛，身心健康，百病不侵。可是，超市并非天天有韭菜可买，并且新鲜度也往往难尽人意，甚至还有农药残留问题。因此，韭菜最适合在自己家里的阳台上种植。到种子商店买些品质优良的韭菜种子，回来撒到花盆里，像养花草一样种起来，2个月左右就可以吃到新鲜绿色无污染的韭菜了，随取随吃，非常方便。韭菜一年可以割5~8次，一株韭菜可以生长8年。

需要说明的是，买回来的韭菜种子，不要一次全撒到花盆里，要隔几天撒一些，隔几天再撒一下。这样，韭菜的生长期不一样，就可以天天给你提供新鲜的壮阳菜了。

饮食禁忌

此外，肝病、肿瘤、甲亢、热燥型感冒等患有，不宜吃韭菜。这些病人的饮食，应当谨遵医嘱。

韭菜保健菜谱

1. 韭菜炒鸡蛋

食材

韭菜200克，鸡蛋2个，植物油、酱油、盐各适量。

做法

（1）将韭菜洗净，切成4厘米左右的段；鸡蛋打入碗中，打散。

（2）往炒锅中放入适量植物油，大火加温至油温七成热，倒入蛋液，翻炒。

（3）鸡蛋炒好后，放入韭菜，再加入适量酱油与食盐，翻炒几下，即可出锅。

健康小语

这道菜是经典家常菜，鸡蛋与韭菜同炒，使营养更全面，更丰富，壮阳效果也更加显著。如果不怕麻烦，炒完鸡蛋后，把鸡蛋盛出来，炒锅放入植物油，油快冒烟时，放入韭菜，快速翻炒两下，再把鸡蛋放入。这种炒菜方法难度有些大，属于快炒，略微慢些，韭菜就炒过火了。优点是，高温下可以将韭菜中的草酸分解掉。

2. 韭菜炒虾仁

食材

韭菜200克，虾仁8个，植物油、姜、酱油、盐各适量。

做法

（1）将韭菜洗净，切段；虾仁洗净，沥干；姜切细丝。

（2）往炒锅放入适量植物油，放入姜丝，大火加温。

（3）油温七成热时，放入虾仁，快速翻炒。

（4）虾仁变色后，放入韭菜、酱油、盐，继续翻炒几下，韭菜断生后，即可出锅。

健康小语 ▶▶

　　这道菜是经典壮阳菜，虾仁与韭菜皆是很好的壮阳食物，一起炒食，壮阳效果得到增强。一提起壮阳，很多人可能认为只适合男性，其实，女性亦需要壮阳。因为男人与女人都需要阳气充足，否则皆会体弱生病。只有补充雄性激素的那种壮阳，才不适合女性。

3. 香干炒韭菜

食材

韭菜200克，五香豆腐干100克，红辣椒半根，姜2片，植物油、酱油、盐各适量。

做法

（1）将韭菜洗净后，切段；五香豆腐干洗净，切成条；红辣椒洗净，切丝；姜切丝。

（2）往炒锅内放入适量植物油、姜丝、辣椒丝，大火加温，油温七成热时，放入豆腐干，翻炒。

（3）香味爆出后，放入韭菜、酱油、盐，翻炒至韭菜断生即可。

这道菜是经典农家菜，五香豆腐干特有的浓香，再配以辣椒与韭菜，咸辣浓香，别具风味。韭菜特别易熟，所以放入韭菜后，紧接着就要放入酱油、盐等调味品，略微翻炒几下即可出锅了。如果调味品放晚了，那韭菜就会炒过火，影响口感。

4. 韭菜炒鱿鱼

食材

韭菜200克，鱿鱼1个，花生油、姜、酱油、盐各适量。

做法

（1）将韭菜洗净，切成段；鱿鱼剥去薄膜，洗净，切成较粗的丝；姜切成丝。

（2）将鱿鱼丝放沸水中焯一下，捞出沥干。

（3）往炒锅中放入适量花生油，大火加温，七成热后，放入姜丝。

（4）爆出香味后，放入韭菜、鱿鱼、酱油、盐，翻炒。

（5）炒至韭菜变色，香味飘出，即可出锅。

这也是经典的壮阳菜，营养非常丰富，味道也特别鲜美。韭菜特别适合与海鲜类食物同炒，像各种贝类、虾类、墨鱼、鱿鱼等，都可以与韭菜炒出非常美味的佳肴。此外，韭菜特别适合与鱼肉、鸡蛋等做成肉馅，制成很美味的包子、饺子、锅贴等美食。

海带：免疫之神

海带是一种营养价值很高的蔬菜，具有降血脂、降血糖、调节免疫、抗肿瘤、排铅解毒、抗氧化、抗辐射等多种功效。长时间在电脑前工作的人群，经常吃一些海带，可有效减轻辐射造成的伤害，缓解疲劳，提高身体免疫力。

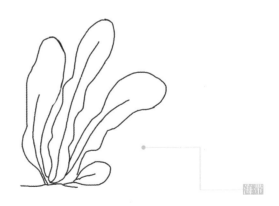

海带

碱性食物之冠

海带属于亚寒带藻类，是北太平洋的物种，自然分布于朝鲜北部沿海、日本本州北部，北海道。我国沿海原不产海带，1927年从日本引进后，首先在大连养殖，后来逐渐发展至其他沿海地区。

海带富含碘、钾、钙、镁、硒、维生素E、蛋白质、膳食纤维等营养物质，是标准的碱性食物，有着"碱性食物之冠"的美誉。当你的身体由于摄入过多酸性食物，而出现疲乏无力、精神欠佳等亚健康状态时，最好的办法，就是多吃些海带。

海带中含有的海带多糖，可以减缓免疫细胞的凋亡，因此可增强人体免疫力，尤其是抗辐射作用十分显著。

海带含有大量不饱和脂肪酸与膳食纤维，能够清除血管壁上多余的胆固醇，并且促进胃液分泌，因而有瘦身健胃、排毒养颜的功效。

海带含有丰富的碘，是防治甲状腺的良药，也是使头发有光泽的重要物质，海带中的铁、钠、镁、钾、磷、甘露醇与维生素B_1、给生素B_2、维生素C等，皆对头发的生长大有裨益。因此，常吃海带，可以使头发良好生长，更润泽、乌黑、光亮。此外，海带还有延缓衰老、健脑补脑等作用。

饮食禁忌

孕妇及乳母不宜过量食用海带。

脾胃虚寒的人应少食，甲亢中碘过盛型的病人要忌食。

生活在沿海高碘地区的人要尽量少食海带，以防碘过量引起甲状腺癌等疾病。

海带中砷含量较多，为防止摄入砷过多引起中毒，食用海带前要用清水浸泡6小时左右，中间要换水1~2次。

海带保健菜谱

1. 海带牛肉汤

食材

海带100克，牛肉100克，胡椒粉、大蒜、酱油、香油、盐各适量。

做法

（1）将牛肉切成薄片；大蒜去皮，拍成蒜末；将牛肉片、蒜末与适量胡椒粉放一起，拌匀。

（2）干海带泡发（鲜海带则不用），洗净，切成段。

（3）往锅中放一些香油，将腌好的牛肉片爆炒；出香味后，再放入海带一起翻炒。

（4）加入适量清水，大火烧开后，转小火慢炖。

（5）海带酥烂后，加入适量酱油与食盐，再略煮一会儿即成。

对于经常在电脑前工作的白领，这道汤菜是最适合不过的了。海带不但可以防治电脑辐射给人体造成的伤害，而且还可以增强人体免疫能力，调整人体酸碱平衡，改善亚健康体质，牛肉则善补气血，两者一起食用，可以令人更加精力充沛。

2. 海带排骨汤

食材

海带100克，猪小排150克，大料1个，生姜1块，盐、鸡精各适量。

做法

（1）将排骨洗净，切成小块；海带泡发，洗净后，切成段；姜去皮，切成片。

（2）往汤锅中加入适量凉水，放入排骨，大火烧开，撇去浮沫。

（3）加入海带、大料、姜片，用小火慢炖。

（4）煮1小时左右，排骨软烂，加入食盐与鸡精，即成。

猪排滋补气血，又补钙；海带营养丰富，利于恢复精力，并且可以增强人体的免疫能力，调整人体的酸碱平衡，改善亚健康体质。两者同食，补益功能更加强劲。

3. 海带黄豆炖猪蹄

食材

海带100克，猪蹄1个，黄豆1把，葱半根，姜1块，料酒、食盐、鸡精各适量。

做法

（1）将黄豆泡发；海带泡发后，洗净，切段；葱切段，姜切片；猪蹄洗净，放入沸水中煮至变色，捞出，切成四块。

（2）汤锅中放入适量凉水，再放入猪蹄，大火烧开，撇去浮沫。

（3）放入葱段、姜片、海带，小火慢炖。

（4）猪蹄微熟时，加入泡好的黄豆。

（5）猪蹄熟烂后，加入适量食盐与鸡精，略煮片刻，即成。

健康小语 ▶▶▶

这是一道经典美容汤菜，并且还具有催乳功效。猪蹄含有丰富的胶原蛋白。胶原蛋白被称为"骨骼中的骨骼"，是构成肌腱、韧带与结缔组织的首要蛋白成分，可促进人体毛发、指甲的生长，保持肌肤柔软细腻，使指甲有光泽。此外，猪蹄还有补血与强健腰腿的功效。猪蹄与"碱性食物之冠"的海带同食，其补益与保健功效更是强大无比。

茄子：血管卫士

茄子是为数不多的紫色蔬菜之一，紫色蔬菜富含花青素，而茄子皮还含有丰富的维生素E与维生素P，这是其他蔬菜所不能比的。因此，常吃茄子，不但可以缓解亚健康状态，而且可以使血管更健康，皮肤更细腻。

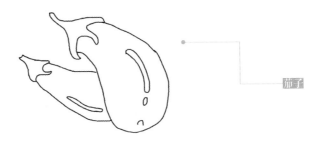

茄子

紫皮茄子营养多

茄子原产于东南亚、印度一带，至今已有4000多年栽培史。茄子约在汉晋时期传入我国，由于种植地区十分广泛，不断培育新的品种，因此中国被称为茄子的第二故乡。茄子的品种按果实形状可分为圆茄子、扁茄子、长圆茄子、椭圆茄子、长条茄子，颜色有紫红、红、绿与乳白，其中以紫皮圆茄子最优。

茄子的营养成分比较全面，含有蛋白质、脂肪、碳水化合物、维生素以及钙、磷、铁等多种营养成分。茄子皮中维生素P含量极高，每100克中含维生素P750毫克。维生素P能增强人体细胞间的黏着力，增强毛细血管的弹性，降低脆性及渗透性，防止微血管破裂出血。

茄子还含有磷、钙、钾等微量元素和胆碱、葫芦巴碱、水苏碱、龙葵碱等多种生物碱。尤其是紫色茄子中维生素含量更高，可以抑制消化道肿瘤细胞的增升。

茄子纤维中所含的维生素C和皂草甙，具有降低胆固醇的功效。国外学者提出"降低胆固醇12法"，食用茄子便是其中方法之一。

茄子所含的B族维生素对痛经、慢性胃炎及肾炎水肿等也有一定的辅助治疗作用。

饮食禁忌

茄子属于寒凉食物，脾胃虚寒、消化不良、哮喘等患者不宜多食。

孕妇不宜吃老茄子，特别是秋后的老茄子，因为含有较多茄碱，以免引起中毒。

手术病人，在手术前一星期最好不要吃茄子，以免影响康复。

茄子保健菜谱

1. 熬茄子

食材

茄子半个，大蒜8瓣，八角1个，植物油、盐各适量。

做法

（1）将茄子洗净，切成3毫米厚的小片；大蒜拍碎。

（2）往炒锅中放入适量清水与植物油，加入茄子片、大料；大火烧开后改小火慢熬。

（3）煮至茄子熟透，汤汁渐少时，加入食盐调味，开大火收汁，继续翻炒。

（4）汤汁收完后，撒上蒜末，拌匀，即可出锅。

健康小语 ▶▶

这道菜是经典农家菜，做法简单、卫生，没有油烟污染厨房，也不会热油四溅污染灶台，更不会制作中手忙脚乱。营养丰富，颜色雪白，味道可口，蒜香浓郁，口感绵软。这道菜的茄子，一定要选用紫皮嫩茄子，老茄子籽粒过多，不但茄碱多，口感也不好。

2. 红烧茄子

食材

茄子300克，植物油、蒜末、葱末、白糖、生抽、盐、淀粉各适量。

做法

（1）往碗内放入白糖、生抽、蒜末、淀粉、清水，搅匀成料汁。

（2）茄子洗净，切成滚刀块，撒上少量盐煞一下水分。

（3）炒锅中放入适量植物油，将茄子煎至两焦黄。

（4）将搅匀的料汁倒在锅中的茄子上，大火快速翻炒。

（5）茄子挂上明亮的红烧汁后，关火，撒上葱末，拌匀即可出锅。

烧茄子是一道经典传统菜，在20世纪80年代以前是高档菜，因为那时一般人家根本没那么多油来煎茄子。现在这道菜普通得到处可见，并且价格便宜。烧茄子蒜香浓郁、酥软可口，由于用油较多，不易常食，最保健的当然还是前面介绍的熬茄子。

3. 蒸茄子

食材

茄子500克，大蒜1头，生抽、香油、醋、盐各适量。

做法

（1）将茄子洗净，切成大片，摆入盘中；大蒜去皮，拍成蒜泥。

（2）茄子上蒸锅蒸15分钟，取出放凉后，用手撕成小条，置于料理盆中。

（3）加入蒜泥、生抽、香油、醋、盐，拌匀后即可食用。

这道凉菜，是我国传统经典做法，特别适合夏天食用。为了保证其凉爽的品质，吃之前可以放入冰箱冷藏一下。关于茄子皮，一般用茄子制作菜肴，都是把茄子皮去掉，以保证绵软细腻的口感。但由于茄子皮富含多种营养物质，因此，最好还是带皮吃为好。清洗茄子时，可以用洗碗的洗涤灵清洗，冲洗干净后，再用盐搓一下，再把盐分冲掉，这样，茄子皮上的残留农药基本就可以去除掉了。

芹菜：幸福菜

在欧洲芹菜被称为"性菜"，具有良好的助性效果，夫妻晚餐共饮芹菜汁可以促进性生活的和谐。除了助性，芹菜含有的丰富营养，亦是人类健康的保障。因此可以说，芹菜是让夫妻健康幸福的菜。

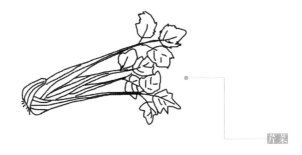

芹菜

让夫妻健康幸福的菜

芹菜原产于地中海沿岸的沼泽地带，如今世界各国已普遍栽培。

我国在汉朝已开始栽培芹菜，起初只是作为观赏植物，后来开始作为食用，并遍植于大江南北。目前我国菜市场出售的芹菜大致有三种：中国芹菜，大小适中；香芹，相对细小；西芹，株植高大。由于品种改良，目前这三种芹菜都比较脆嫩。

芹菜富含多种营养，如高铁、高钙、高磷、高锌、钾，并且还含有丰富的维生素C与维生素E，是保健功能超强的蔬菜之一。芹菜的降压作用已为人们所熟知，对血管硬化、神经衰弱也有很好的辅助疗效。

在欧洲，芹菜却是因其具有促进性兴奋的助性功能而受到重视，被称为"性菜"，古时西方苦修的僧侣因此而将芹菜列为禁食。其实，今天的芹菜与曾经的芹菜在营养成分上还是略有差异的，助性效果是有，但没有传说中的那么神奇，毕竟芹菜只是一种蔬菜，而不是药品。

此外，芹菜还具有镇静安神、利尿消肿、养血补虚、清热解毒、减肥养颜、美白护肤、防癌抗癌多种食疗功效。

饮食禁忌

芹菜与菊花不宜同食，会引起呕吐。

芹菜与甲鱼不宜同食，会中毒，可用橄榄汁解毒。

芹菜与鸡肉相克，同食会伤元气。

芹菜为光敏性食物，大量食用芹菜或芹菜汁后，不要在强烈的阳光下曝晒，以防引发光敏性皮炎。

芹菜保健菜谱

1. 素炒芹菜

食材

芹菜200克，花椒6粒，葱1小段，植物油、酱油、食盐、鸡精各适量。

做法

（1）将芹菜洗净，切成寸段；葱切丝。

（2）往炒锅内加入适量植物油，放入花椒，中火加温。

（3）花椒变色出香味后，捞出丢弃；放入葱丝爆出香味，再放入芹菜，翻炒。

（4）芹菜变色、断生后，加入酱油、盐、鸡蛋，再翻炒两下，即可出锅。

健康小语 ▶▶

　　这个小炒是经典家常菜，非常适合减肥女士食用。颜色碧绿，清香扑鼻，清淡可口，脆嫩香甜。这道菜如果用香芹炒，直接切断就可以。如果是用较粗的芹菜炒，就要斜切成片。为了更好地入味，炒芹菜可以提前用盐腌一下，盐一定要适量。为保持脆嫩的口感，炒芹菜一定要用大火快炒，芹菜断生，马上出锅。

2. 芹菜炒肉丝

食材

　　芹菜200克，猪里脊肉100克，红辣椒1根，大蒜2瓣，植物油、料酒、生抽、淀粉各适量。

做法

（1）将猪里脊肉洗净，切成细丝，加入料酒、生抽、淀粉拌匀，腌一会儿；芹菜洗净，切成寸段；红辣椒洗净，切丝；大蒜去皮，拍成蒜末。

（2）往炒锅中放入适量植物油，加温至七成热，放入肉丝翻炒至熟，盛出备用。

（3）往锅内倒入底油，加入蒜末，爆出香味后，加入芹菜、红辣椒丝，大火翻炒。

（4）炒至芹菜油绿、断生，加入适量食盐，拌匀后马上出锅。

健康小语 ▶▶

芹菜中含有丰富的铁元素，瘦肉中也含有丰富的铁元素，两者同食，自然是增强了铁元素的摄入。缺铁性贫血患者，非常适合以此美肴作为食疗方。对于不贫血的人群，亦是很好的滋补养颜菜。

3. 芹菜炒豆腐干

食材

芹菜200克，五香豆腐干150克，红辣椒1根，葱1段，植物油、酱油、盐各适量。

做法

（1）将芹菜洗净，切成寸段；豆腐干洗净，切丝；红辣椒洗净，切丝；葱去外皮，切丝。

（2）往炒锅内放入适量植物油，加温至七成热时，放入葱丝。

（3）爆出葱香后，加入芹菜与豆腐干，翻炒。

（4）芹菜变色、断生后，加入酱油与食盐，翻炒拌匀，即可出锅。

健康小语 ▶▶

豆腐干富含铁、钙、锌、镁、磷、蛋白质与维生素E，与芹菜同炒，可以更好地发挥芹菜的助性功能。豆腐干的各种矿物质含量远远高于瘦肉，因此保健美颜功能更加强大。

洋葱：蔬菜皇后

洋葱长相普通，售价很低，很多人都不愿意吃。查一下洋葱的营养成分表，会发现洋葱的各项营养成分含量也不高。然而，在欧洲洋葱却有着"蔬菜皇后"的美誉，甚至被称为"胜利的洋葱"。

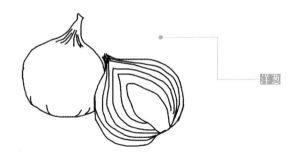

洋葱

胜利的洋葱

洋葱是人类非常古老的食物，很多人认为其原产于伊朗、阿富汗的高原地区，公元前1000年传到埃及。不过，很可能在更早的时间便传到了埃及，或者洋葱本就一直是古埃及的神物。

古埃及的金字塔里，便刻有洋葱与大蒜的图画；建金字塔时，付给工匠的酬劳就是洋葱与面包；古埃及人也一直将洋葱当作供奉神明的贡品。如果外星人建造了金字塔的推测是真的，那么洋葱也可能是外星人带来的神物。

古希腊与古罗马时期，洋葱仍然是重要的食物。武士们不单大量食用洋葱，还用洋葱按摩肌肉，出征时也将洋葱佩戴在身上，当作护身的装备。所以在希腊文中，"洋葱"一词是从"甲胄"一词衍生出来的。

到了中世纪，欧洲军队打仗时，在铠甲外面便挂一大串洋葱，他们认为这特殊的"项链"是具有神奇力量的护身符，能免遭刀剑与弓箭的伤害，保持队伍的战斗力，从而最终夺取胜利。因此，洋葱也被称为"胜利的洋葱"。

16世纪，洋葱传入北美洲；17世纪传入日本；依照《岭南杂记》的记载，洋葱约在17世纪末或18世纪初由欧洲人传入澳门，后来在广东一带开始栽种。不过，西汉年间张骞出使西域时，也带回过洋葱，只是这种食物并未受到汉人重视，也没有推广栽培。即使今天，这个欧洲的"蔬菜皇后"在中国仍然属于被冷落状态。

如果说中国的食材基础是葱、姜、蒜，那么欧洲的食材基础就是洋葱、洋葱、洋葱！西餐大多数菜品都离不开洋葱：意大利面需要洋葱，比萨上要撒洋葱，烤肉要放洋葱，沙拉要放洋葱，做汤也要放洋葱。尤其是俄罗斯，每餐每菜都要放洋葱。所以说，洋葱在欧洲丝毫无愧于"蔬菜皇后"的美誉。

从营养成分表上的数据来看，洋葱所含的营养物质种类很多，但含量却比大葱低很多。其含量较高的有钾、镁、磷、维生素C等，可是，人每天需要吃2千克以上的洋葱，才能满足人体每日对钾、镁的需求量；每天吃2.5千克洋葱，才能满足人体每日对磷与维生素C的需求量，基本上没有人能达成这个量。

那么，洋葱这么没有营养，为什么欧洲人还离不开它呢？原来，洋葱含有营养成分表上没有标出的独特的营养物质，那就是槲皮素和前列腺素A。这两种特殊营养物质，令洋葱具有了很多其他食物不可替代的健康功效。这两种营养物质具有增强人体免疫、防癌抗癌、维护心血管健康、刺激食欲、帮助消化、杀菌、抗感冒、降糖、降压等功效。此外，洋葱中还含有二烯丙基硫化物，有预防血管硬化、降低血脂的功能。

因此，洋葱虽然各种营养成分含量不高，但其保健养生功效是其他蔬菜所无法替代的。各位蔬女们，为了身体更健康、更有活力、更年轻，我们一定要让这个"胜利的洋葱"每天出现在餐桌上啊！

饮食禁忌

洋葱与蜂蜜不宜同食，不利于双眼的健康。

洋葱与海带不宜同食，海带里面丰富的碘与钙，遇洋葱含有的草酸易形成结石。

患有皮肤病、眼病、肠胃病等人群，不宜吃洋葱。

洋葱保健菜谱

1. 洋葱炒肉片

食材

洋葱半个，五花肉150克，姜1片，植物油、酱油、盐、五香粉各适量。

（1）将洋葱剥去外面老皮，切成丝；五花肉洗净，切成薄片；姜切丝。

（2）往炒锅内放入适量植物油，大火加温，加入姜丝，爆出香味后，加入肉片，翻炒。

（3）加入适量五香粉，爆出香味后，加入酱油与一点水，大火烧开。

（4）汤汁收干时，加入洋葱、盐，继续大火翻炒。

（5）洋葱断生后，即可出锅。

健康小语 ▸▸

这道菜是中国传统经典菜。营养丰富，咸香爽嫩，非常可口。洋葱特别易熟，断生后要马上出锅，一炒过火，就不好吃了。洋葱不宜煮食，最宜爆炒，所以要在肉汁收干时，再放洋葱。洋葱虽然保健功能强大，但吃几顿就会腻，所以，要不断换新的花样来吃。可以洋葱炒鸡蛋、洋葱炒羊肉、洋葱炒豆腐干、洋葱炒牛肉等，做法很多。

2. 凉拌洋葱

食材

洋葱半个，芹菜2根，辣椒1个，大蒜3瓣，香菜1根，菠萝罐头1个（不全用），番茄酱、甜辣酱、酱油、白糖、盐、柠檬汁各适量。

做法

（1）将洋葱剥去外面老皮，切成细丝；芹菜洗净，切段，用少量盐稍腌；辣椒切成细丝；香菜洗净，切成小段；菠萝切成小片；大蒜去皮洗净，拍成蒜泥。

（2）将洋葱、芹菜、辣椒、蒜泥、菠萝放入料理盆，加入适量番茄酱、甜辣酱、酱油、白糖、菠萝罐头汁、柠檬汁，拌匀后，即可食用。

健康小语 ▶▶ •

这道小凉菜酸甜辣咸，爽脆可口，营养丰富，是很好的餐前开胃菜。芹菜最好选用香芹，如果没有香芹，则要斜切成片，以保证芹菜充分入味。如果没有菠萝罐头，也可以不加。另外，还可以加入火腿片、生菜叶等，总之凉拌菜没有一定之规，可以随意发挥创造。

3. 油炸洋葱圈

食材

洋葱1个，鸡蛋1个，啤酒1罐，面粉100克，淀粉30克，植物油、食盐、胡椒各适量。

做法

（1）将洋葱剥去外皮，然后切成1厘米厚的洋葱圈。

（2）把洋葱一一掰开，形成大大小小的洋葱圈；去除洋葱里面的薄膜，以方便挂糊；将洋葱圈放入冰水中浸泡。

（3）将啤酒、面粉、淀粉、鸡蛋以5：3：3：2的比例混合制成面糊，并将面糊搅拌均匀；另一碗中放入适量干面粉。

（4）将洋葱圈先在干面粉中转一圈，让其表面蘸上面粉，然后再放入面糊中进行挂糊。

（5）往锅中放入适量植物油，烧至七成热时，将挂了面糊的洋葱圈放入，炸至金黄色就可以捞出来。依次炸完所有洋葱圈，装盘后即可食用。

健康小语 ▶▶ ◦ ━━━━━━━━━

油炸洋葱圈最大的特点，是百吃不厌。你可以当早点，也可以当晚餐，还可以当配菜，还可以当零食、当茶点，什么时间都可以吃。天天吃，也吃不腻。

此外，还要说明的是，洋葱有紫、黄、白三种颜色，选购时，尽量选购紫色的洋葱，这种洋葱营养价值最高。

莲藕：清热美颜的灵根

莲藕食疗价值极高，它的根叶、花须果实，无不为宝。莲藕生吃，有消瘀凉血、清热止渴的作用；熟吃则补脾健胃，滋阴养血。还可加工成藕粉、蜜饯等，是老幼妇孺、虚弱病人的良好补品。

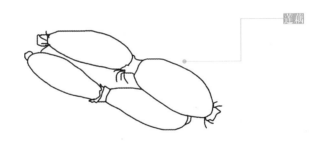

莲藕

补虚养血的圣品

莲藕原产于中国与印度，在我国已有3000多年的栽培历史。

在《诗经》中便已有相关诗句："彼泽之陂，有蒲与荷"。以后一直是历代诗人的笔下宠儿。如"采莲南塘秋，莲花过人头"（南朝民歌《西洲曲》），"接天莲叶无穷碧，映日荷花别样红"（杨万里《晓出净慈寺送林子方》）。汉代文学家司马相如就曾用出水芙蓉比喻自己的爱妻卓文君；最出名的，则是北宋周敦颐的"出淤泥而不染，濯清涟而不妖"。

莲花开在水上，美而不媚，艳而不妖，纤尘不染，亭亭玉立，令人赏心悦目之余，还能获得文学或哲学上的无限感悟。莲藕生长于水下的淤泥中，既无美形，又无美色，默默无闻，默默生长，默默为人类提供营养丰富的美食。

莲藕富含钾、磷、钙、镁、铁、膳食纤维、维生素C等营养成分，具有清热解毒、保护心脏、美白嫩肤、补虚养血、润肠通便等多种食疗功效。莲藕中还含有黏液蛋白，能与人体内的胆酸盐、食物中的胆固醇及甘油三酯结合，使其从粪便中排出，从而减少人体对脂类的吸收，因此，莲藕还有减肥降脂的作用。莲藕还含有大量的单宁酸，有收缩血管的作用，可用来止血。中医认为莲藕止血而不留瘀，为热病血症的食疗佳品。

饮食禁忌

莲藕与菊花不宜同食，会导致肠胃不适。

莲藕性偏凉，脾胃虚寒者忌生食。

产妇不宜过早食用，一般产后1~2周后食用，有助于退瘀。

煮莲藕忌铁器，以免导致食物发黑。

莲藕保健食谱

1. 家常炒脆藕

食材

莲藕1节，红辣椒1根，绿辣椒1根，葱1小段，植物油、盐、醋各适量。

做法

（1）将莲藕洗净、去皮，切成片，在凉水中泡一下，捞出；红、绿辣椒斜切成圈；葱切成丝。

（2）往炒锅中放入适量植物油，加温七成热后，放入葱丝。

（3）爆出葱香，马上放入藕片，翻炒。

（4）待藕片微变色时，滴入几滴醋；然后将红、绿辣椒放入，继续翻炒。

（5）藕片断生后，加入适量食盐，即可出锅。

健康小语 ▶▶▶

这道家常小菜，藕色洁白，点缀着红、绿辣椒，煞是好看。并且营养丰富，具有补血、降脂、通便、排毒养颜等功效，非常适合减肥美颜人士食用。另外，此菜口感爽脆、清淡不腻，也是很好的开胃菜。

---

2. 糖醋藕片

食材

莲藕1节，白糖、醋各适量。

做法

（1）将莲藕洗净、去皮，切成薄片；放入沸水中焯一下，断生后捞出，摆入盘中。

（2）撒上白糖，倒入适量香醋，即可食用。

3. 莲藕排骨汤

食材

　　莲藕1节，鲜猪小排300克，姜1块，大料2个，葱半根，盐适量。

做法

　　（1）将排骨洗净，切成小块，放入沸水中焯水后，捞出沥干；莲藕洗净，去皮，切成块；姜拍裂；葱切段。

　　（2）往汤锅中加入适量凉水，放入排骨，大火烧开，撇去浮沫。

　　（3）加入大料、姜块、葱段，改小火慢炖。

　　（4）排骨将熟时，放入藕块、食盐，中火煮炖。

　　（5）炖至藕块熟透，即成。

食用菌：食疗圣品

蘑菇、木耳等食用菌，都是营养丰富、保健功能超强、味道超赞、口感超棒的美食，甚至可以说，食用菌是人类的最佳食物。

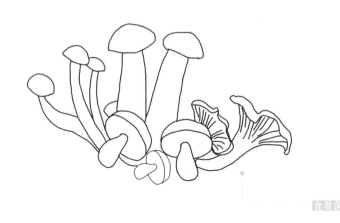

食用菌

人类的最佳食物

食用菌的种类有很多，都是非常神奇的食物。潮湿的气候，使这些菌类无中生有地出现了，它们破土而出，不断生长，又在潮湿的环境中腐败；或者阳光突然穿透阴霾，随着一阵干燥的暖风刮来，这些菌类便随着水汽的升腾而失去了生命。无论是刚破土而出的，还是已经茁壮成长的，还是已开始衰败的，都会定格在僵尸状态。

它们就这样年复一年、日复一日地，过着"朝菌不知晦朔，蟪蛄不知春秋"的日子。直到有一天，人类发现这种天赐神物，发现了这种美味食品。从此，适时采集食用菌亦成为人类的重要劳动之一。但采集之路一点也不平坦，因为有很多种毒蘑菇会被人误采食而失去生命。一次又一次惨痛的教训，最终使人类掌握了辨别毒蘑菇的技能。可是大量采集，又导致这种天赐神物的日渐奇缺，于是，人类便学会了人工栽培。

曾经被称为"山珍"之一而价格不菲的香菇，如今已成为寻常百姓的家常菜。曾经难得一见的猴头菇，如今也是价格不贵的平常菜。曾经难得一见更难得一尝的世界四大名菌——松茸、松露、鸡油菌、牛肝菌，如今也在随着人工栽培技术的不断成熟，而慢慢由原来的钻石价转为黄金价，由黄金价转为白银价。

食用菌目前有2000多种，如果全介绍下来，即使写成厚厚一本书，仍会有"书不尽言，言不尽意"之憾。不过，常见的食用菌大多都具有防癌抗癌、抗菌抗病毒、降压降脂降糖、抗心律失常、强心、健胃消食、止咳平喘祛痰、利胆护肝解毒、通便利尿、提升免疫力等食疗功效。因此，每天保持吃一种食用菌类，就能使身体更健康，更加充满活力。

下面简单介绍下市场上最常见的食用菌——香菇、平菇、口蘑、黑木耳、银耳。

1. 香菇

香菇名列"山珍"之首，是山珍之王，其营养成分远没有"营养模范生"的菠菜那样丰富全面，然而香菇自有其独特之处。香菇中麦角甾醇含量很高，对防治佝偻病有效；香菇多糖能增强细胞免疫能力，从而抑制癌细胞的生长；香菇含有六大酶类的40多种酶，可以纠正人体酶缺乏症；香菇中的脂肪所含的脂肪酸，对降低血脂有益。

香菇富含维生素D与硒，但维生素C与维生素A含量不足，因此，香菇适合与油菜、胡萝卜、奶油、南瓜、猪肝、鸡蛋、青椒、韭菜等同食。一同炒食，或者是分别做成两个菜，皆可更全面地有效补充各种营养物质。

2. 平菇

平菇平平常常，是最普通的菌类食物，不过在营养上有着不俗的表现。平菇所含的蛋白质，是鸡蛋的2.6倍，猪肉的4倍，油菜的15倍。平菇所含的异亮氨酸、亮氨酸和赖氨酸，远超过牛肉、牛奶、大豆。

平菇含有平菇素和酸性多糖体等生理活性物质，对健康长寿、防治肝炎等作用甚大，对防癌治癌也有一定疗效。平菇素对革兰氏阳性菌和阴性菌、分歧杆菌等均具有较强的抗菌活性。

平菇营养成分比香菇要丰富许多，但仍然缺少维生素A，维生素C含量也不是很高，因此其适合同吃的食物，与香菇大致相同。

3. 口蘑

口蘑的学名是双孢菇，有"素中之王"的美誉。有资料认为其营养价值是蔬菜水果的4~12倍，这个说法不太妥当，因为是用干口蘑的数据与鲜蔬鲜果进行对比的，这种对比没有任何意义。其实，蘑菇的最大营养、养生价值，是在于蘑菇特有的营养物质。

口蘑除了具有蘑菇类食品的各种保健功能之外，还具有解除铅、砷、汞等中毒的功效。假如你家的自来水铅超标，或者鱼头、鸡头之类的食物，那么就要多吃口蘑。

4. 黑木耳

黑木耳被誉为"素中荤""菌中之冠""中餐里的黑玫瑰"。黑木耳除具有食用菌共有的养生功效之外，最大的特点是含铁量奇高，可以辅助治疗缺铁性贫血，具有乌发补血的功效。此外，黑木耳富含多糖胶体，具有良好的清滑作用，是矿山工人与纺织工人重要的保健食品。

黑木耳中水溶性维生素的含量偏低，适合与绿色蔬菜同食（参考香菇）。

5. 银耳

银耳是高钾、高磷食品，其他维生素与矿物质则不足一谈。此外，银耳中还含有海藻糖、多缩戊糖、甘露醇等肝糖，因此具有扶正强壮、强精补肾、美容养颜等作用。

饮食禁忌

香菇为发物，脾胃湿气滞和患顽固性皮肤瘙痒者不宜食用。

香菇与西红柿同食，会破坏西红柿中的类胡萝卜素，使营养价值降低。

平菇百无禁忌，任何人都可以放心食用。

肾病患者宜少食口蘑、银耳，因为这两者属于高钾、高磷食物。

鲜木耳为光敏性食物，食用后要减少阳光暴晒。

食用菌保健菜谱

1. 香菇焖豆腐

食材

北豆腐200克，瘦肉馅50克，香菇6朵，红辣椒2个，植物油、葱、姜、蒜、盐、老抽、花椒粉、白糖、鸡精各适量。

做法

（1）将豆腐切成长方片，煎（或炸）成两面金黄，捞出。

（2）将香菇洗净，去蒂，切成四块；红辣椒切丝；葱切成小段；姜、蒜切片。

（3）往炒锅中放入适量植物油，烧热后放入肉馅，翻炒。

（4）放入葱、姜、蒜，炒出香味后，加入豆腐片，继续翻炒。

（5）放入红辣椒、香菇块、盐、白糖、花椒粉、老抽，添一些水，大火烧开，小火慢炖；汤汁渐少时，大火收汁，加入适量鸡精，炒匀后即可出锅。

健康小语

这道菜是经典农家菜，尤其适合缺少新鲜蔬菜的冬季食用。辣椒富含维生素C、A、E，正好弥补香菇的不足。与豆腐同炒，则增强了蛋白质与钙的摄入。加热后的豆腐与香菇散热慢，所以适合在寒冷的冬天享用。

2. 软炸平菇

食材

平菇300克，鸡蛋1个，植物油、盐、五香粉、面粉、鸡精各适量。

做法

（1）将平菇洗净，用手撕成小条，用盐腌一下，用手挤干水分。

（2）往料理盆中放入适量面粉，打入一个鸡蛋，加适量五香粉、盐、鸡精、水，搅匀，制成面糊。

（3）往锅中放入适量植物油，加热到六成热。

（4）将平菇条放入面糊中蘸满面糊，然后依次放入油锅中干炸。

（5）炸到外焦里嫩，即可出锅。

> **健康小语** ▶▶▶
>
> 很多人会认为吃油炸食品不利健康。其实，用植物油炸平菇，可以摄入植物油中的不饱和脂肪酸，从而保护心脑血管系统；干炸的平菇，可以增加食量，虽然维生素会有所损失，但微量元素可以最大化地摄入。因此，这道菜的保健功能还是非常强的。

3. 芦笋口蘑炒肉片

食材

芦笋6根，口蘑6个，五花肉50克，大蒜5瓣，植物油、盐、酱油各适量。

做法

（1）将芦笋洗净，切段，沸水焯过；口蘑洗净，切片；五花肉洗净，切成薄片；大蒜去皮，拍成蒜末。

（2）往炒锅中放入适量植物油，加温至七成热，放入肉片，翻炒至变色，加入蒜末，继续翻炒。

（3）蒜香味爆出后，加入口蘑片，继续翻炒。

（4）蘑菇片熟透后，加入芦笋段，继续大火翻炒。

（5）芦笋炒至颜色油绿、断生后，加入酱油、盐调味，翻炒均匀后，即可出锅。

> **健康小语**
>
> "生命卫士"之芦笋与"素中之王"同炒，其营养物质得到最大增强，其保健功效肯定也是天下无双。五花肉的加入，则是为了有利于人体对脂溶性维生素的吸收，并且菜肴更加美味。

4. 白灼木耳

食材

木耳20克，生抽、绿芥末各适量。

做法

（1）将木耳泡发，然后放入沸水中焯水、断生，再捞出摆放于盘中。

（2）往小碗中放入适量生抽与芥末膏，取木耳蘸食。

　　这道小菜做法非常简单，养生保健功能却非常强大。尤其适合矿工、纺织工人、理发师及缺铁性贫血患者食用。木耳有较强的护肝补血、排毒养颜功能，此小菜亦可作为养颜美容菜食用。

5. 银耳雪梨红枣汤

食材

银耳半朵，雪梨1个，红枣3枚，冰糖适量。

做法

（1）将银耳、红枣用冷水泡发。

（2）往汤锅中加入水、银耳、红枣，大火煮开，然后小火慢炖1小时。

（3）将雪梨去皮，切块，与冰糖一起放入锅中，大火煮开。

（4）煮至雪梨熟透，即可出锅。

　　这道汤菜非常美味，颜色白中点缀几点红色，很是养眼。营养丰富、味道香甜、滋阴清火、嫩肤美颜、强精补肾，是聚餐或夜宵佳品。

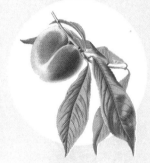

第章

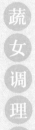蔬女调理经

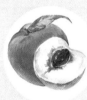

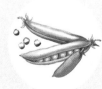

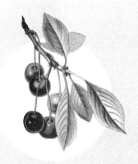

多吃"抗感菜"预防感冒效果好

　　工作正忙得团团转，连续加班，早出晚归，你正抱怨自己"起得比鸡早，睡得比狗晚，做得比牛多"，感冒却悄然而至。小小感冒，就是"屋漏偏逢连夜雨，船迟又遇打头风"地给你百忙之中添个大麻烦。因此，在你休息少、太劳累、抵抗力下降时，就得提前多吃"抗感菜"了。

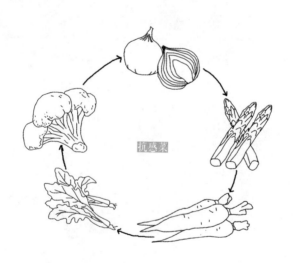

工作越忙，越要多吃"抗感菜"

那么，预防感冒的"抗感菜"有哪些？西蓝花、菠菜、芥蓝、芦笋、白萝卜、胡萝卜、葱、姜、蒜、洋葱等，都是品质优良的"抗感菜"。

为什么这些菜是"抗感菜"？这是因为绿色蔬菜含有特别丰富的叶酸，是免疫物质合成所需的因子；绿色蔬菜含有的大量类黄酮能够和维生素C共同作用，对维护抵抗力很有帮助，它们能够促进干扰素等抗病毒物质合成以及提高免疫能力。

橙黄色蔬菜富含胡萝卜素与维生素A，维生素A可以增强人体上皮细胞的功能，对感冒病毒产生抵抗力，它可以强健咽喉和肺部的黏膜，保证它们正常的新陈代谢。

葱、姜、蒜、洋葱等辛辣食物，具有良好的杀菌、抗病毒作用，可以杀死刚要入侵的感冒病毒，从而防患于未然。

那么，感冒初起，怎么办？

如果你感到头有点发痛，全身酸痛，甚至喉咙有点不爽，可高烧尚未袭来。那么就是感冒快光顾你了。此时，不必惊慌、紧张，只要吃些大蒜与生姜，基本就会把感冒的突袭有效击退。这是因为葱、姜、蒜等都含有植物杀菌、抗病毒素。感冒初起时，侵入人体的病菌、病毒数量少，所以用这些有杀菌消炎作用的辣素，一般就可以将病菌、病毒剿灭。

大蒜治感冒初起，最好的方法是吃鸡蛋蒜。鸡蛋蒜的做法非常简单。就是把去了皮的大蒜与去了皮的煮鸡蛋一起捣碎，拌入酱油、盐与香油，佐餐食用。

注意捣蒜与捣鸡蛋最好用木臼或石臼，在捣蒜时往里加一点水，以防止有死蒜味。这种吃法可以最大化保留大蒜的各种营养物质，杀菌消炎作用也最好。

　　用生姜治感冒初起，最简单实用的方法，就是将鲜姜去皮，切成细丝，沏水后，代茶饮。姜一定要多放，要足够辣，姜太少会影响疗效。这是最绿色的治感冒食疗法。

补充大脑营养，改善神经衰弱不再难

　　神经衰弱的主要特征是，经常注意力难以集中，记忆不佳，常忘事，不论进行脑力或体力活动，稍久即感疲乏，并且对声音、光亮刺激或细微的躯体不适特别敏感。如果你有这些现象，那就要抓紧进行食疗以及早改善症状。如果不及时治疗，时间一长，就会导致身体各部位发生病变。头痛、焦虑、失眠的症状也会随之出现，甚至影响到消化系统，还会出现心悸症状。

　　神经系统功能过度紧张，是本病的主要诱因。尤其是生活忙乱无序，作息不规律与睡眠习惯不好以及缺乏充分的休息，更会使病情加重。因此，治疗神经衰弱，首先要消除自己的紧张情绪，放松心情，让生活恢复秩序，作息有规律，早睡早起，保证充分的睡眠。然后，再采用食疗方法进行辅助治疗，效果就会非常显著了。

　　从目前已知的情况来看，大脑需要的营养物质，除了脂类、蛋白质、糖类、氧气和水以外，其他如维生素、钙、磷、钾、镁以及微量元素等也是不可缺少的。因此，神经衰弱症患者在饮食疗法上，要注意补充这些营养物质。

　　（1）脂类与蛋白质。脂类是构成脑组织的重要物质，其含量比身体其他器官都丰富，其中以卵磷脂含量最多。卵磷脂可提高脑细胞的活性程度，提高记忆力与智力。卵磷脂还具有分解油脂的作用，防止由胆固醇引起的血管内膜损伤，防治动脉硬化症。

富含卵磷脂的食物有蛋黄、大豆、玉米、花生、核桃、芝麻油及肝、鱼类、羊脑、猪脑等。

（2）蛋白质。蛋白质与磷脂是构成细胞膜的最主要成分，35%的脑细胞是由蛋白质构成。就脑功能来说，蛋白质是大脑疾病神经细胞兴奋和抑制过程的基础，人的感觉、记忆、语言、运动等无不和神经细胞的兴奋和抑制有关。

富含蛋白质的食物主要有食用菌类、蛋、奶、豆制品及红肉、白菜等。

（3）糖类。糖类在体内分解葡萄糖，才能通过血脑屏障，成为脑细胞唯一的能量来源。富含糖的食物有白糖、红糖、蜂蜜、甘蔗、萝卜、大米、面粉、红薯、大枣等。

（4）B族维生素、维生素PP（烟酸与烟酰胺）和维生素E。B族维生素和维生素PP是疾病神经系统新陈代谢的一种辅酶，具有催化作用，可加强脑细胞的功能。维生素E是一种强力的防氧化剂，它能保护构成脑细胞的重要成分——卵磷脂不受氧化失效。

富含B族维生素、维生素PP和维生素E的食物有酵母、肝、豆类、花生、小麦、胚芽、糙米、燕麦、玉米、小米、甘薯、棉籽油、圆白菜及海藻等。

（5）维生素C。维生素C如同大脑的润滑剂，是大脑进行新陈代谢的必需物质。富含维生素C的食物有猕猴桃、萝卜、冬瓜、豆芽、豌豆、白菜、生菜、西红柿、菠菜、芦笋、西蓝花等。

（6）微量元素。美国学者哥斯德曾指出，学习成绩优良的学生头发中锌和铜的含量都较高，而碘、铅和镉的含量却较低。因此，在日常生活中，可多吃些富含锌和铜的食物。

富含锌的食物有生蚝、牡蛎、扇贝、蛏子、花生、瘦肉、猪肝、核桃、萝卜、牛肉、海带、黄豆、蛋黄、大白菜、虾皮、小米等。

富含铜的食物有酵母（鲜）、生蚝、牡蛎、章鱼、鹅肝、河蟹、松子、葵花子、鸭肝、墨鱼、羊肝等。

治疗神经衰弱食谱

1. 益智大包子

食材

面粉500克，酵母粉1小袋，豆芽200克，白菜200克，鸡蛋2个，香菇5朵，干贝3个，墨鱼圈5个，葱半根，姜1大块，酱油、香油、生抽、盐各适量。

做法

（1）往白面中加水、酵母，和成面团，发酵。

（2）豆芽、白菜、香菇洗净，切碎，用香油拌一下；干贝发好，用手撕成细丝；墨鱼圈洗净，切碎丁；葱、姜去皮，切碎。

（3）将豆芽、白菜、香菇、干贝、墨鱼、葱、姜等食材放入料理盆中，再加入香油、酱油、生抽、盐，一起拌匀。

（4）将发酵好的面团分成若干小份，加入馅料，包成包子。

（5）蒸锅旺火烧开，蒸笼里放好包子，大火蒸20分钟即可。

这个大包子的所用食材，全部富含大脑所需要的六类营养物质，补脑益智，对神经衰弱亦有良好的食疗效果。吃包子时，可以小米粥佐餐。

2. 补脑火锅

食材

豆芽100克，平菇100克，羊肉片100克、白菜叶100克，甘薯100克，西蓝花100克，海带100克，墨鱼圈5个，姜1块，芝麻油、辣椒油、酱豆腐、韭菜花酱、芝麻酱、葱花、香菜末、鸡汤各适量。

做法

（1）往锅中放入适量鸡汤与水；姜块拍碎，放入汤中，大火烧开。

（2）将适量芝麻油、辣椒油、酱豆腐、韭菜花酱、芝麻酱、葱花、香菜末放入小碗中，搅拌均匀，作为蘸料。

（3）将其他食材洗净，分批放入火锅中。熟后，蘸着料汁食用。

这个火锅所选用的食材，全部是益智补脑，可以满足大脑所需的各种营养物质，更是治疗神经衰弱的最佳食疗方法。吃时可以豆浆佐餐。

月经不调真烦恼，小小蔬菜来帮忙

对于成年女性来说，每月总有位"好朋友"会如期而至。按照医学的说法是，每隔一个月左右，子宫内膜发生一次自主增厚、血管增生、腺体生长分泌以及子宫内膜崩溃脱落并伴随出血的周期性变化。这种周期性阴道排血或子宫出血现象，称月经。

在月经期间，由于会大量失血，所以女性朋友适合吃一些富含钙、铁的食物。富含铁、钙的食物有黑木耳、菠菜、紫菜、海带、牛奶、奶酪、鸡蛋、黑芝麻等。月经期禁食腥冷、辛辣等刺激食物。在每次经期都好好调养，对于女性子宫卵巢的功能也有会所助益。

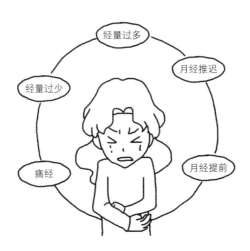

女性月经的正常与否，直接关系着女性的身体健康状况。当发生痛经、月经提前、月经推迟、经量过多或过少等时，可以通过食疗来进行调理。不过，月经失常首先要去医院做常规检查，以排除子宫肌瘤、子宫内膜息肉、子宫内膜异位等器质性病变。没有器质性病变的月经失调，才能用食疗方法进行调理。

月经不调食疗方

1. 益母草炒荠菜

食材

鲜益母草30克，鲜荠菜30克，植物油、盐各适量。

做法

（1）将益母草、荠菜洗净，切段。

（2）往炒锅内放入适量植物油，加温至七成热时，放入益母草与荠菜同炒。

（3）菜色微变、断生后，加入食盐调味，再翻炒两下，即可出锅。

健康小语 ▶▶

益母草有活血、破血、调经的作用；荠菜含荠菜酸，能缩短出血、凝血时间，从而达到止血的目的，这个食疗方对血瘀型月经过多特别有效。或者用益母草煮水后，吃菜喝汤，也很有效。

2. 山药薏仁粥

食材

鲜山药100克，薏苡仁100克，龙眼肉15克，粳米100克。

做法

（1）将山药洗净，去皮后，切成小块；薏苡仁、粳米用清水淘过。

（2）往汤锅加入适量清水，放入山药块、薏苡仁、龙眼肉、粳米，大火烧开后，转小火慢熬。

（3）煮至薏苡仁熟烂后，即成。趁热食用。

健康小语 ▶▶◆

这个粥特别适合月经期间食用，有健脾益气、双补心脾的功效，有助于气血的恢复。薏苡仁也称薏米，如果提前用冷水浸泡过夜，则更易熟烂。

3. 当归生姜羊肉汤

食材

当归30克，生姜30克，精羊肉200克，盐适量。

做法

（1）将姜去皮，切片；羊肉洗净，切块。

（2）将当归、姜片、羊肉块一同放入砂锅，加适量凉水，大火烧开，改小火慢炖。

（3）炖至羊肉酥烂，加入适量食盐后，即可食用。

健康小语 ▶▶◆

这个食疗方有温经散寒、补血调经的功效，适用于血虚受寒导致的月经不调症。

痛经食疗方

1. 姜枣花椒汤

食材

生姜30克，红枣3个，花椒100克。

做法

（1）将生姜去皮，洗净，切成细丝；红枣泡软去核；花椒用纱布包好，略微冲洗。

（2）砂锅中放入姜丝、红枣与用纱布包好的花椒，加入适量清水，小火煎熬。

（3）水分减少2/3后，去渣留汤，趁热饮用。

健康小语 ▶ ▶

此汤具有温中止痛、通络行气的功效，适用于寒性痛经。

---

2. 汁红糖饮

食材

鲜韭菜300克，红糖100克。

做法

（1）将鲜韭菜洗净、切碎后，放入料理机打成泥，过滤取汁。

（3）红糖用沸水冲开，然后加入韭菜汁，趁热饮用。

健康小语 ▶ ▶

此食疗方具有温经、补气、补血的功效，适用于气血两虚型痛经。

补血菜，助你能量满满

现在的人大多数都会有不同程度的贫血状况，主要是因为夜生活过多，睡眠不足，饮食上又难以做到均衡合理，并且用电脑、手机时间过长。

贫血的本质是红细胞减少，因神经组织缺氧而导致身体出现损害，从而出现头晕、头痛、耳鸣、失眠、多梦、记忆减退、注意力不集中等现象。

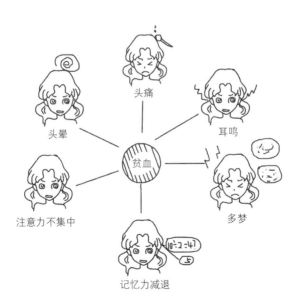

如果女性朋友贫血了，也不用发愁，因为有许多食物具有补血的功效，只要在保证良好睡眠与适量运动的前提下，多吃这些补血食物，贫血症状就会很快消失的。

具有补血功效的食物

具有补血功能的食物非常多，按照铁含量的多寡排序，补血食物有红枣、猪肝、菠菜、瘦肉、黑木耳、蛋黄、花生、猪血、红糖、阿胶、海带、黑豆、胡萝卜、鸡蛋、枸杞、芹菜、桂圆等。

这些食品可以做出很多美味的菜肴，让你百吃不厌，最终保障你血量充足，能量满满，活力四射。

1. 熘肝尖

🥘食材

猪肝150克，黑木耳20克，胡萝卜半根，青椒半个，红椒半个，柠檬半个，色拉油、盐、葱、姜、蒜、老抽、香菜、淀粉、白糖、胡椒粉、香油、辣椒油、鸡汤各适量。

🍳做法

（1）将黑木耳泡发，洗净去蒂，手撕成小块；胡萝卜、青椒、红椒洗净，切菱形块；姜、葱、蒜切末。

（2）将适量老抽、盐、白糖、胡椒粉、香油、淀粉、鸡汤混合，勾兑成料汁。

（3）将猪肝洗净，切成薄片，放入清水中浸泡，并用手挤柠檬滴入适量柠檬汁。

（4）往锅中放入适量清水，大火烧开后，将肝片焯水，肝片变色后捞出，沥干。

（5）往炒锅加入色拉油，中火加温，放入葱、姜、蒜末，爆香；加入黑木耳、胡萝卜片、青椒片、红椒片，大火翻炒；加入适量食盐。

（6）将猪肝片倒入，继续翻炒；猪肝微熟时，倒入料汁，翻炒几下，即可出锅盛盘；撒上一层香菜末，再滴一滴辣椒油，接着就可以慢慢享用了。

健康小语 ▸▸ •

这道菜是大组合式补血菜，其中的各种食材，都含铁丰富，并且富含利于铁质吸收的其他营养物质，可以起到良好的协同作用。

2. 木耳炒油菜

食材

油菜200克，黑木耳20克，大蒜6瓣，植物油、盐、酱油各适量。

做法

（1）将油菜掰开，洗净，在沸水中焯过，捞出沥干。

（2）黑木耳泡发，去蒂、洗净、撕成块；大蒜，去皮，拍碎。

（3）往炒锅中放入适量植物油，大火加温，放入大蒜爆香。

（4）加入油菜与木耳翻炒，油菜断生后，加入适量食盐、酱油调味，翻炒均匀，即可出锅。

　　这道菜的油菜、黑木耳都是补血类食物，两者同炒，使功效增强。需要注意的是，焯油菜时时间一定要短；炒菜时，不能把油菜炒过火，要保持其脆嫩的口感。这样做出的菜，营养流失少，滋补功能更强。

4. 羊肉炖菠菜

食材

　　羊肉片150克，菠菜150克，大葱半根，鸡汤、盐各适量。

做法

　　（1）往砂锅中加入适量清水与鸡汤，中火加温。

　　（2）将大葱切末；菠菜洗净，切成长段，然后沸水中焯一下，捞出沥干。

　　（3）待砂锅中水烧开后，放入羊肉片；砂锅里再次沸腾后，用小勺撇去浮沫。

　　（4）放入菠菜，加入适量食盐，即可关火；最后在上面撒些葱花，即可食用。

　　羊肉与菠菜都是补血食物，两者同食，滋补性更强。羊肉片与菠菜，都很容易熟，不宜煮炖过久，以免影响口感。放入菠菜即可关火，这是因为砂锅保温性强，关火后仍然可保持沸腾状态。如果菠菜煮熟再关火，那么砂锅的余温就会把羊肉与菠菜煮过火了。

5. 木耳青蒜炒香干

食材

黑木耳5朵，北豆腐200克，蒜苗1根，胡萝卜一小段，鸡蛋1个，精牛肉馅50克，花生油、姜、蒜、白糖、食盐、淀粉、酱油、鸡精各适量。

做法

（1）将鸡蛋打散在碗中；豆腐洗净，切成厚片，放入蛋液的碗中，略微拌一下；蒜苗去外面老叶，洗净，切段；姜切丝，蒜切末；胡萝卜洗净，切成菱形薄片；木耳泡发，去蒂洗净，撕成小块。

（2）往炒锅内放入适量花生油，中火烧热，将蘸了蛋液的豆腐煎至两面金黄，捞出。

（3）炒锅留底油，炒香蒜、姜，加入牛肉馅翻炒，断生。

（4）放入木耳、豆腐、胡萝卜片，翻炒几下，加一些水。

（5）胡萝卜片微熟后，加入盐、白糖，继续煮至收汁。

（6）加入蒜苗、酱油、鸡精，翻炒；蒜苗断生，用淀粉勾芡后，即可出锅。

> **健康小语**
>
> 黑木耳、豆腐、蒜苗、鸡蛋、牛肉都是补血食物，用这些食材制出的佳肴，味道鲜美，营养丰富，滋补性很强。

酸甜小凉菜，为你解除宿醉之苦

　　现代社会，无论是工作之中还是生活之中，免不了会有一些应酬，而餐桌上少不了的就是喝酒，有时不可避免地就会喝多，让人从头到脚都难受，头晕目眩，胃肠不适，浑身无力。这可怎么办？

　　别急，解酒最重要的是补充糖分，所以酒后吃一些糖拌凉菜或甜食，就可以缓解酒醉的痛苦。下面介绍几道小凉菜，马上为你解除宿醉之苦。

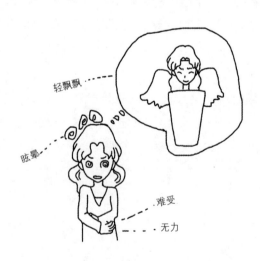

轻飘飘

眩晕

难受

无力

白糖+食醋，专解宿醉苦

1. 糖醋藕片

食材

莲藕1节，白糖、食醋各适量。

做法

（1）将莲藕洗净，切掉两端，刮去外皮，切成薄片，再冲洗一下，然后放入沸水中焯一下，断生捞出，摆入盘中。

（2）在藕片上撒上白糖（量大些），再放一些醋，拌匀后即可食用。

> **健康小语** ▸▸
>
> 藕片口感爽脆，营养丰富，可以补充醉酒导致的体内营养流失；醋与白糖，则是缓解各种不适的关键。白糖与醋可以降低酒精在血液中的浓度，增加葡萄糖与氧气的运输能力，因此解酒效果最佳。吃完藕片，一定要将盘子里的糖醋汁喝掉，这样解酒效果才会更好。

2. 白糖西红柿

食材

西红柿1个，白糖适量。

做法

（1）将西红柿洗净，放入沸水中焯一下，然后撕去外皮，将西红柿切成薄片，摆入盘中。

（2）在西红柿上面，多撒上一些白糖，拌匀后，即可食用。

西红柿富含特殊果糖，能促进酒精分解。这道凉菜可解除因喝酒过多所导致的心烦、口渴、发热等症状。

3. 冰糖银耳

食材

冰糖1大把，银耳1小朵，枸杞10粒。

做法

（1）将银耳泡发，洗净去蒂，撕成小朵。

（2）往电饭煲中加入适量清水，放入银耳，按下盖子，插上电源，按下煲汤键。

（3）离煲汤完毕还剩下15分钟时，按停止键，开盖加入冰糖，继续加温。

（4）煲汤完毕后，撒上枸杞，稍焖一会儿，即可食用。

冬天天寒地冻，喝这个热乎的饮品解酒更舒服些。当然，来一杯热乎的浓糖水，解酒效果也是超棒的。

败火菜，让你口气无比清新

口臭小毛病，可却是个大问题，会影响到与人交际。所以，有了口臭，千万要尽早治愈。

如果你不单口臭，并且身体也迅速消瘦下来，胃部还有种种不适，那么就要赶紧去医院检查是否有幽门螺旋杆菌了。

我这里讲的用食疗治愈的口臭，指的是因为受工作压力大影响，或者是饮食长期不正常，睡眠又不足，身体上火，导致的口臭，甚至还会出现口腔溃疡，疼痛难忍。

这种口臭与溃疡，只要吃一些凉性的蔬菜，清热解毒，消除火气，就可以让口气恢复清新，口腔溃疡也会因此而消失得无影无踪。

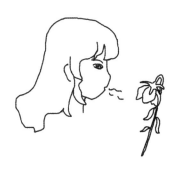

寒凉之蔬，口臭、溃疡包治

1. 白糖苦瓜饮

食材

苦瓜1根，白糖适量。

做法

（1）将苦瓜洗净，去瓤，切碎。

（2）往料理机中加入适量纯净水，放入苦瓜丁与白糖，打成稀糊。

（3）将苦瓜白糖糊倒入杯中，代茶饮。

> **健康小语** ▶▶
>
> 苦瓜为大寒之物，白糖亦是凉性食物，一寒一凉融合在一起的饮料，去火能力超赞。不但可去除口苦、口臭、口腔溃疡，还是夏季解暑、解乏的最佳饮品。

2. 白菜根红枣汤

食材

白菜根2个，红枣5个（若小，则10个）。

做法

（1）将白菜根洗净，切去外部硬质，只留较软的内芯，切成薄片；红枣洗净，一切两半。

（2）将白菜根片与红枣放入砂锅中，中火煎煮。

（3）煮沸后，盛入碗中，就是一碗去火清热的汤菜，稍凉后食用。

白菜根微寒，可养胃止渴、清热利水、解表散寒，红枣性温可补气补血，健脾安神。这两种食物同煮，健脾养胃、清热泻火、气血双补，去除口臭。

3. 什锦蔬菜饮

食材

胡萝卜1根，黄瓜1根，青辣椒1个，菠菜一小把。

做法

（1）黄瓜洗净，去皮，切丁；胡萝卜洗净，擦丝，然后放沸水中焯一下，捞出沥干；青辣椒洗净，切碎；菠菜洗净，去根，切成段后，焯水，捞出沥干。

（2）将以上食材放入料理机中，加入适量纯净水，打成稀粥状。

（3）将蔬菜汁倒入杯中，即可饮用。

胡萝卜焯水、黄瓜去皮，是为了去除维生素C分解酶，维生素C在这个饮品中是重要角色，所以不能破坏掉。菠菜焯水，是为了去除草酸。这个蔬菜饮品，是用全面的营养素来提升免疫力，使身体更健康，从而消除口臭与溃疡。每天饮用一大杯，既可清热解毒，治疗口腔溃疡，还能全面摄入各种维生素与微量元素，保健功效超棒。

4. 白萝卜茶

食材

白萝卜半根，白糖适量。

做法

（1）将白萝卜洗净，去皮，擦成丝。

（2）往料理机中放入适量纯净水，加入萝卜丝与白糖，打成汁。

（3）倒入杯中，代茶饮。

> **健康小语** ►►►
>
> 　　白萝卜有清热解毒、健胃消食、化痰止咳、顺气利便、提升免疫力等多种功效。所以，无论是呼吸道、肺部炎症引起的口臭，还是消化道炎症、胃消化力弱引起的口臭，白萝卜茶都能包治！

安神菜，让你入睡不再难

失眠健忘，疲惫不堪。白天无精打采，夜里合不上眼，其中的苦楚，简直苦不堪言！

谁能解决失眠的问题呢？蔬菜，还是绿油油的蔬菜！

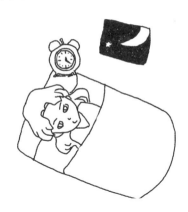

1. 蜂蜜芹菜饮

食材

芹菜300克，蜂蜜适量。

做法

（1）将芹菜洗净，切成小段。

（2）往料理机中放入适量纯净水，加入芹菜段，打成菜汁。

（3）将菜汁倒入杯中，加入适量蜂蜜，搅拌均匀，即可饮用。

健康小语 ▶▶

　　芹菜有镇静安神的功效；蜂蜜会在人体内产生大量血清素，可使大脑皮层受到抑制而较快进入安睡状态。芹菜汁加蜂蜜安眠的作用更强了。

2. 生菜沙拉

食材

　　生菜100克，洋葱30克，圣女果3个，柠檬半个，沙拉酱、盐、绿芥末各适量。

做法

　　（1）将生菜冲洗干净，掰成小块，放入冰水中浸泡15分钟；洋葱剥去外面老皮，切去两头，然后切丝；圣女果洗净，一切两半。

　　（2）将以上食材放入料理盆中，放入适量沙拉酱、盐、绿芥末，然后拌匀。

　　（3）挤上一些柠檬汁，即可食用。

健康小语 ▶▶

　　生菜有助眠功能，洋葱也有安神助眠功能，两者同食，助眠功能得到增强。晚餐食用时，再配一杯红酒，助眠功能就会更棒了。

3. 莴笋沙拉

食材

莴笋1根，沙拉酱、奶油、柠檬汁各适量。

做法

（1）将莴笋的老叶去掉，将嫩叶用沸水焯过，切成小段，莴笋削去外面老皮，然后切成滚刀块；奶油擦成末，放入小碗中，倒入适量沙拉酱，拌匀。

（2）把莴笋块放入料理盆中，加入混合的沙拉酱，拌匀后，倒入盘中。

（3）把莴笋叶放入料理盆中，加入沙拉酱，拌匀后，摆放在莴笋块的上面。

（4）挤上柠檬汁，然后就可以食用了。

健康小语 ▶▶▶

　　莴笋与莴笋叶都有助眠的功效，晚餐食用有利于治疗失眠。此外，莜麦菜与莴笋有着相同的功效，晚餐也可以来一道豆豉鲮鱼莜麦菜。

润肠菜，让便秘问题迎刃而解

便秘是指大便不通，粪质干燥坚硬，解而不畅之病症，中医又称"不更衣""阴结""脾约"。排便不通畅，久蹲排不出，真的很痛苦。其实，只要吃一点润肠通便的蔬菜，问题立刻就会迎刃而解。

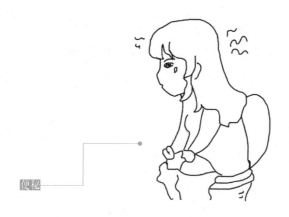

便秘

原来，润肠通便的蔬菜，都含有丰富的膳食纤维，而膳食纤维，正是便秘的克星。

1. 花生土豆泥

食材

土豆1个，花生酱、奶油、芝麻各适量。

做法

（1）将土豆洗净，放入装有水的微波炉专用碗里，高火加热10分钟。土豆熟透后，剥去外皮，将土豆放在料理盆中，用勺子按压成泥。

（2）将奶油擦成末，放入土豆泥中，用勺子不断按压，拌匀。

（3）放入花生酱，土豆热气将花生酱融化后，继续用勺子拌匀。

（4）用勺子挖一勺土豆泥，摆放盘子里，呈丸子状，然后依次将制成的土豆泥丸子摆放到盘子里。

（5）往炒锅里放入芝麻，置于中火上加热，炒熟后，将芝麻撒在土豆丸子上，即成。

健康小语

花生酱、土豆、芝麻全是富含膳食纤维的食物，奶油、芝麻、花生酱的油脂又有润肠的作用。这样，肠道里有油脂做润滑，又有膳食纤维促进肠道蠕动排便，便秘就不复存在了。

2. 蜂蜜萝卜饮

食材

白萝卜200克，蜂蜜适量。

做法

（1）将白萝卜洗净，去皮后，擦成丝。

（2）将萝卜丝放入料理机中，加入适量纯净水，打成汁。

（3）把萝卜汁倒入杯中，加入适量蜂蜜，即可饮用。

> **健康小语** ►►
>
> 白萝卜含有丰富的膳食纤维，蜂蜜则有强大的润肠功效。每天一杯蜂蜜萝卜饮，肯定再也不会便秘了。

3. 桃仁炒韭菜

食材

核桃仁一小把，韭菜350克，香油、盐各适量。

做法

（1）将韭菜洗净，切成寸段。

（2）往炒锅内加入适量香油，加热后，放入核桃仁翻炒两下，紧接着放入韭菜。

（3）韭菜略一断生，立刻关火并加入适量食盐。

韭菜、核桃仁都富含膳食纤维，核桃仁的油脂与香油皆有润肠滑肠功效。

4. 胡萝卜汁

食材

胡萝卜1根，蜂蜜、香油各适量。

做法

（1）将胡萝卜洗净，擦成丝后，焯水，捞出，沥干。

（2）将胡萝卜丝放入料理机中，添加适量纯净水，打成稀浆。

（3）将胡萝卜汁倒入杯中，加入适量蜂蜜与香油，搅拌均匀，即可饮用。

健康小语 ▶▶▶

胡萝卜含有丰富的膳食纤维，蜂蜜、香油具有润燥润肠功效，三者一起饮用，其结果也就不言而喻了。

健胃消食菜，令你胃口大开

长期食欲不振会导致营养不良，并引发多种疾病。刚有食欲减退的兆头时，马上吃一些健胃消食的蔬菜，很快就能胃口大开。

1. 萝卜蘑菇汤

食材

白萝卜200克，平菇150克，羊里脊肉100克，洋葱半个，花椒油、奶油、胡椒粉、蒜末、盐各适量。

做法

（1）白萝卜洗净，切成小块；平菇洗净，去蒂，撕成小条，放沸水中焯一下；羊里脊肉切成小丁；洋葱剥去老皮，切丁。

（2）往炒锅内放入适量花椒油，油热后，放入蒜末爆香，加入萝卜块翻炒，再放入平菇。

（3）添适量水，大火烧开，放入羊肉丁，再次开锅后，转小火慢炖。

（4）煮炖至萝卜酥烂时，加入盐、胡椒粉，煮一会儿关火。

（5）用另一炒锅放入适量奶油，中火将洋葱炒至断生，关火后，加一点盐，拌匀。

（6）将炒洋葱倒入萝卜蘑菇汤中，即成。

　　白萝卜、平菇、羊肉、洋葱皆有健胃消食功效，一起同食，效果增倍。每天早晨喝一碗萝卜蘑菇汤，可以保证午餐与晚餐食欲大开。

2. 西红柿洋葱汤

食材

　　西红柿1个，洋葱半个，鲜豌豆一把，奶油、盐、蒜末、胡椒粉各适量。

做法

　　（1）将西红柿洗净，放入沸水中焯一下，然后撕掉外皮，再将西红柿切成小丁；洋葱去外皮，切丁；鲜豌豆洗净，沥干。

　　（2）往炒锅中放入适量奶油，中火将豌豆煎炒至油绿、断生，取出放到盘子里，备用；用锅中余油，煎炒洋葱，断生即出锅，置盘中，备用；再用锅中余油炒西红柿丁。

　　（3）西红柿软烂后，添加适量清水，大火烧开，小火慢炖。

　　（4）西红柿煮至成泥状，加入盐与胡椒粉，略煮之后，关火；放入豌豆与洋葱，拌匀后，即可食用。

　　西红柿煮后味道酸甜，有生津止渴、健胃消食的功效，洋葱也有增进食欲的作用，豌豆也有养胃健脾的作用，三者同煮而食，增强食欲、提高消化能力的作用更加显著。

3. 酸甜藕汁

食材

莲藕2节，柠檬半个，盐、白糖各适量。

做法

（1）将莲藕洗净去皮，切成小块，放沸水中焯一下，断生。

（2）将藕块放入料理机中，添适量纯净水，再加入适量白糖，挤进一些柠檬汁，榨成藕汁。

（3）将藕汁倒入杯中，即可饮用。

健康小语 ▶▶ ▶

煮熟的莲藕有健脾开胃、消食止渴的功效，柠檬汁有生津健胃功效，两者皆具有治疗食欲不振的作用。一同饮用，功效增倍。

4. 凉拌圆白菜

食材

圆白菜半个，辣椒油、花椒油、蒜末、姜末、盐、生抽、绿芥末各适量。

做法

（1）将圆白菜洗净，切成丝，放入沸水中略焯一下，捞出沥干，放入料理盆中。

（2）往炒锅中放入适量花椒油，加热后，放入蒜末、姜末，爆香后倒入料理盆中。

（3）再往料理盆中加入辣椒油、盐、绿芥末，拌匀后，即可食用。

健康小语 ▶▶ ▶

圆白菜具有健脾养胃的功效，对于食欲不振有良好的疗效。

气血双补菜，让你手脚不再凉

天气一冷，不少女性就会感觉全身发冷，尤其是手和脚更是冷冰冰的。这种情况就是中医所说的"阳虚"，也就所谓的命门火衰。此外，手脚发冷还与血液循环系统有关，尤其是皮肤表层毛细血管的循环不畅，导致血液无法将热量运送到皮肤表层。

这就好比壁挂炉与暖气管道的关系：壁挂炉的火很旺，可暖气管道不太通畅，那么离壁挂炉越远的地方，就越冷；如果暖气管道畅通，可是壁挂炉的火却不旺，那也还是无法提升暖气的温度。

所以，要想改善手脚冰凉这个症状，一方面要补血，另一方面要补气（即命门阳火）。

下面就介绍几道气血双补的美食。

1. 胡萝卜炖羊肉

食材

胡萝卜2根，羊肉300克，大葱半根，花椒10粒，胡椒粉、花生油、盐各适量。

做法

（1）将胡萝卜洗净，切块；羊肉洗净，切块；大葱切段。

（2）往汤锅中加入适量清水，放入羊肉，大火烧开后，撇去浮沫。

（3）放入花椒、胡萝卜块，大火烧开后，转小火慢炖。

（4）待胡萝卜将熟时，放入葱段、胡椒粉与适量花生油、盐，继续煮炖。

（5）胡萝卜炖至酥烂后，即可关火出锅。

健康小语 ▶▶

　　胡萝卜含有槲皮素、山标酚，能增加冠状动脉血流量。血流量增加，血液循环就好，人体就会感觉暖和。胡萝卜营养丰富，可以改善营养不良人群的体质。营养充足、体质好，身体肯定就温暖。羊肉有益精气、治疗虚劳、补肾气、养心肺、解热毒、润皮肤之功效，可以说是心肝脾肺肾全补，人体阳气旺了，手脚也就不冷了。因此，胡萝卜与羊肉同炖，对治疗手脚冰凉非常有效。

2. 红枣生姜茶

食材

红枣8个，生姜1块，红糖适量。

做法

（1）将红枣洗净，一切两半；生姜去皮，切细丝。

（2）往汤锅中加入适量清水，放入红枣，中火熬煮。

（3）放入姜丝，继续煮5分钟。

（4）将适量红糖放入杯中，倒入汤锅中的红枣姜汤。

（5）搅拌使红糖溶化，趁热服用，代茶饮。

红枣补血，生姜有温中散寒的功效，二者一同煮汤，有驱寒暖身的功效，所以可以治疗手脚冰冷。

3. 大葱爆羊肉

食材

大葱300克，羊肉150克，酱油、花生油、盐各适量。

做法

（1）将大葱外面老皮剥掉，斜切出葱丝；羊肉切成薄片。

（2）往炒锅内放入适量花生油，大火加温，八成热时，放入羊肉，快速翻炒。

（3）羊肉变色，刚要断生，马上放入葱丝、酱油、盐，大火翻炒至羊肉熟透，即可出锅。

健康小语

大葱滋阴又壮阳，气血双补，对风寒感冒、阴寒腹痛、恶寒发热等病都有疗效，自然，吃了大葱，浑身也会热乎乎的。羊肉气血双补，甚至五脏皆补，全面提升人体阳气，更是暖身扶阳的圣品。二者同炒，阳气大壮，哪里还会有手脚冰冷的问题呢。

4. 山药炖牛肉

食材

牛肉500克，山药250克，食用油、姜片、生抽、料酒、花椒、干辣椒、葱花各适量。

做法

（1）牛肉切成2厘米见方的块，放入沸水锅中，余一下捞出，沥干水分备用；山药洗净去皮切块。

（2）炒锅热油放姜片、花椒爆香，再加入牛肉块翻炒，同时烹入料酒、生抽。

（3）加入足量开水（没过牛肉），放入干辣椒，烧开后撇去浮沫。

（4）把炒锅中的牛肉连同汤汁一起倒入炖锅，炖1小时左右至牛肉酥烂。

（5）放入山药块，加盖小火再炖20分钟，起锅，撒上葱花装饰即可。

健康小语 ▶▶

山药是一种很补气的食材，和牛肉搭配不仅能气血双补，还有调理肠胃的功效。

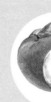

第五章

SHUNÜ

蔬女四季经

YANGSHENGJING

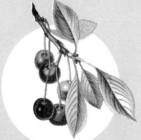

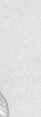

春季养生蔬菜大点兵

春天三个月，从立春开始，到立夏为止，一共90天。从立春至惊蛰的30天，是孟春，也称初春；从惊蛰至清明的30天，是仲春；从清明至立夏的30天，是季春，也称为暮春。季春是让人感慨韶华易逝的时节，按照古人养生的时节说法，季春只有短短12天，后18天则是春夏过渡期。

整体来说，春天是万物复苏、万物生长的季节，天地万物都渐渐睡醒了，慢慢睁开了眼睛，开始蠢蠢欲动，继而争相活跃，开始生机勃勃。按照中医理论，春天是肝脏旺盛的季节，夏天是心脏旺盛的季节，秋天是肺脏旺盛的季节，冬天是肾脏旺盛的季节，每个季节的最后18天是脾脏旺盛的季节。

中国有句俗语叫"皇帝轮流做，今天到我家"，四季轮回与五脏衰旺就相当于这种权力游戏。一到春天，肾脏把皇帝的位子让给了肝脏，退居二线了，肝脏成为领导核心；一到夏天，肝脏退位，把位子让给了心脏；一到秋天，心脏退位，把位子让给了肺脏；到了冬天，肺脏退位，把位子传给了肾脏。春、夏、秋、冬的最后18天，则分别是肝、心、肺、肾退位，把皇位传给了脾脏。周而复始，秩序井然。

如果哪天五脏的权力游戏失去了秩序，皇帝该退位不退位，不该继位的却造反要当皇帝，那么，五脏关系失和，人就会得病了。

春天肝脏当皇帝了，肾脏成了太上皇，没什么权力了。历来皇帝都喜欢自己的继承人，比如众皇子中，皇帝最爱太子。肝脏的继承人是心脏，所以在春天里，深受肝皇帝关爱的心脏，也比较旺盛。

我们人类都有隔代疼的毛病，爷爷不疼爸爸，疼孙子。其实，这样做结果就是"富不过三代"的命运，被溺爱的孙子最终会把家业挥霍一空。五脏之间，则不是这样，这些轮流坐庄的皇帝们，都是疼子管孙的。对继承人很关爱，对继承人的继承人处处克制，严加管教。

于是在春天，最倒霉的孩子，就是脾脏。高高在上的肝皇帝，处处打压管制脾孙子。所以，在春天我们关心的重点就是肝与脾：肝皇帝位高权重，要防止他权力过大、一手遮天、独断专行；脾孙子处境卑微，要给予关怀，以防止被肝皇帝打死。

所以，春天的养生法则是：护肝健脾。《千金方》中说"春七十二日，省酸增甘以养脾气"，就是这个意思。春天，肝皇帝已经很旺盛了，就不能再过度恭维、过度溺爱了，所以春天不能补肝，只任其自然发展，保持在一个健康合理的范围就可以了，所以古人有"春不食肝"的说法。

肝气升发，喜条达而恶抑郁，所以在春天保持心情舒畅、心态乐观，经常欢快地参加一些娱乐活动，就是对肝脏的最大养护。如果经常发怒或突然心情抑郁了，那是最伤害肝脏的。在饮食上，多吃一些有利于阳气增长、心情舒畅的食物，并且味清淡，不吃得过饱，也不吃得过少，都会对肝脏有很大的保护作用。

有人认为春天要补肝，这是错误的。春天肝脏本来就很旺盛了，再补就过了。别让肝脏过旺而阳亢，也别让肝脏虚弱而抑郁，就是春天护肝的方法。

春天不能补肝，而应当补肝皇帝的孙子——脾。脾喜燥恶湿，所以水分太多的食物也不能多吃。从另一方面来说，春天肝气旺盛，人们活跃乐观，新陈代谢也就加快，则需要更多的能量补充。由于脾为气血之源、后天之本，所以，春天最重要的事情就是补脾。

由于春天三个月的气候各不相同，所以，饮食上也略有区别。下面，就分别给大家说明一下。

孟春一月，多吃五辛与芽菜

一到立春这天，我们中国有个饮食习俗，就是吃春饼、吃春卷、咬青。"饼"与"卷"都是配角，真正的主角就是"青"，也就是蔬菜。

古时将放着蔬菜的盘子叫"春盘"，也叫"五辛盘"，即葱、蒜、韭菜、油菜（或菜心）、香菜五种辛辣的蔬菜。

苏东坡有"渐觉东风料峭寒，青蒿黄韭试春盘"的诗句，记载了在宋朝立春时节的春盘里有韭黄。这种韭黄，就是冬天室内栽培的不见阳光的产物，有点类似于蒜黄。自然，"五辛盘"里的"蒜"，也不是大蒜，而是蒜黄。大蒜夏天收获，保存到立春，都长芽，浇点水，就长成蒜黄了。古时没有冰箱，要想在立春吃瓣不长芽的大蒜，基本上无法实现。

立春吃五辛，是有医学依据的。辛味入肺，肺主一身之气，而气为血之帅，可以输布和调节全身血液的运行。吃了辛辣食物，对肺有补益，肺气一旺，血液就流动通畅；血液通畅，人就浑身暖和。立春时节，虽然开始进入了春季，风中已不再夹冰带雪，但天气依然寒冷，在这种季节交替之际，很容易患上感冒。吃了这些微辣的蔬菜，不但可以暖身抵御春寒，而且这些蔬菜的辣素具有较好的杀菌消炎功能，因此可以防治感冒。此外，这些辛辣蔬菜，不单补肺，也入脾经或胃经，有健脾养胃的功效。

立春除了吃五辛，还有吃五芽的说法，有人甚至为此编了歌诀："立春五芽炒，立夏杏苏草，立秋杞冬地，立冬参芪枣。"所有豆子的豆芽，都比豆子的营养价值要高很多，并且也都有健脾养胃的功效。

吃各种豆芽还有个好处就是，可以让你在冬天积累的肥膘消失掉，但不会导致你营养不良。绿豆芽、黄豆芽、黑豆芽、蚕豆芽、豌豆苗等，都是营养丰富却又瘦身的保健菜。从立秋开始贴秋膘，一直积累，就是为了在冬天能够抵御严寒。冬天过去了，就要把这些肥肉减下来，为了能够更好地在春天跳跃，在春天奔跑，在春天歌舞，在春天增长阳气。

在没有大棚栽培蔬菜之前，豆芽是在初春时节最容易攻取的蔬菜，此时大地上还没有绿色的生机，种子也还没有播种，大自然还不能给人类提供食物。

20世纪80年代以后，我国开始在冬季栽培大棚蔬菜，冬季终于像夏天一样，有着丰富的蔬菜可吃了，价值奇高的绿色蔬菜开始成为人们追捧的对象，豆芽宛如过气的明星。即使这样，其实早春最养生的蔬菜，依然是豆芽，还有五辛菜。

仲春二月，春韭最佳

从惊蛰开始，天气开始一天比一天温暖了，北方的大地也开始可以播种了。春雷震动，蛰伏的虫子也开始蠢蠢欲动，渐渐活跃起来。这时候大地献给人类的第一美蔬，就是韭菜。杜甫曾有"夜雨剪春韭，新炊间黄粱"的诗句。韭菜根经过一冬天的地下休眠，在春天渐渐苏醒，开始慢慢生长。到了仲春时节，第一茬韭菜就可以收割了。

我国先秦时的野菜，最常见的五种蔬菜是韭、薤、葵、葱、藿。五菜配五行，则是春天的韭菜，属木；夏天的薤，属火；秋天的葱，属金；冬天的藿，属水；每季最后18天的葵，属土。葵是中国先秦时期的五蔬之主，百菜之王，不过唐宋以后便消失了。作为中国传统的蔬菜王的失踪，许多文人、植物学家都想考证出个水落石出，但至今未果。现在人们普遍认为葵便是现在的冬葵，其实这只是清末年间一种说法。薤，有人认为就是今天的藠。是真是假无所谓，因为薤的地位早已被大蒜取代。

韭菜是最适合春天吃的蔬菜，名列第一，而不是"之一"。其他任何适合在春天吃的蔬菜，都得排在第二位或第三位……古人有"正月葱，二月韭"的说法，仲春韭菜是老大。

随着天气逐渐变暖，人体的新陈代谢进一步加快，能量也比一月消耗得多。所以二月要多吃一些补脾的食物。像山药、红枣、香菇、甘薯、牛奶、银耳、胡萝卜、油菜等，都适合春天吃。此时春笋、香椿也上市了。要注意体虚人群，不可吃春笋；香椿味涩入肝经，切不可多吃，以防影响肝气条达。

季春三月，时蔬皆美

在三月，桃花、梨花开始开放，大地一派花红柳绿，草长莺飞，美不胜收。各种应时蔬菜，也开始纷纷上市，饮食从此不再单调。小葱、菠菜、生菜、芹菜、莴笋、油菜、菜心、苋菜、小水萝卜、茴香、小西红柿、蒜苗等，都是春天的美味时蔬。

季春的蔬菜鲜嫩可口，营养丰富，最是养人。可是从养生角度来说，季春只有12天，太短暂了。从谷雨前三天开始，至立夏这18天，便属于脾土皇帝的天下了。这时候，补脾健胃的食物，就要不吃或少吃了，而应当多吃补肾的食物。

这是因为脾土克肾水，也就是说脾土皇帝的孙子辈是肾。而退位的肝木则与脾土相克，与皇帝作对，肯定会吃亏，所以这时候肝脏开始虚弱了，也要适当补补肝。好在现在绿叶蔬菜多了，绿叶蔬菜都是补肝的，所以，时蔬要多吃。

补肾的蔬菜有韭菜、葱、洋葱、香菇、紫菜、胡萝卜、西蓝花、南瓜、豇豆、西红柿、山药、黑豆、黑木耳、海带等，这些更得多吃。这时候芦笋也开始上市，春天的芦笋是最美味的，不可错过啊。

季春时节，女性最易伤春而患抑郁症，如果有些心情不畅，那就多吃一些葱、蒜、韭菜、菠菜、南瓜、茴香、黄花菜、土豆等食物，还有水果中的香蕉、樱桃、桂圆等。

肝脏一弱，如果不患抑郁症，那就会发生肝阳上亢症了，会出现眩晕耳鸣、头目胀痛、面红目赤、急躁易怒、心悸健忘、失眠多梦、腰膝酸软、口苦咽干等症状。这时就应吃些平肝潜阳性质的蔬菜了。比如海带、绿叶蔬菜、萝卜等，都得吃一些。并且还要忌辛辣、肥甘、滞脾的食物，茶也得少喝，力求饮食清淡。

夏季养生蔬菜大点兵

夏天三个月，从立夏开始，到立秋为止，一共90天。从立夏到芒种的30天，是孟夏，也称初夏；从芒种至小暑的30天，是仲夏；从小暑至立秋的30天，是季夏。按照古人养生的时节说法，季夏只有短短12天，后18天则是夏秋过渡期。

夏季三个月，蔬菜最为丰富，而养生要点，各月亦有所不同。

孟夏四月，大蒜生姜

立夏一到，心火皇帝继位，肺金变成孙子了，所以夏季以补肺为主。肾水克心火，与皇帝为敌的肾脏，夏天不太好过，所以，也得补补肾。五味上，应少吃苦味的，多吃辛辣和咸。

从现代医学的角度来说，夏天细菌繁殖快，辛辣食物杀菌又消炎，所以得多吃。夏天人们流汗多，会导致盐流失，所以要吃点咸。

到了立夏，美味的菠菜开始长高，不再鲜嫩了；韭菜也失去了春天的味道；小油菜也不再像春天的那样爽脆；而蒜苗、蒜薹、大蒜，开始独领风骚。俗语说"冬吃萝卜夏吃姜，不找医生开药方"，这生姜也要吃。

夏天辛辣的代表菜是大蒜，又嫩又脆，杀菌消炎功效强劲，营养还特别丰富，这一夏天，要一直吃。其他季节，再也找不到这么好的蒜。

初夏的蒜苗、蒜薹也很鲜嫩，营养丰富，并且也同样具有杀菌消炎作用。

这时候芦笋也开始大量上市，此外还有辣椒、青椒、丝瓜、菜豆、茭白、黄瓜、洋葱、南瓜、苋菜、空心菜、生菜、油菜、甘蓝、圆白菜、茄子等，都是夏天的美蔬。

夏天的果蔬非常丰富，好像苍天就是要降下如此之多的美食，好让人类更好地"春夏养阳"。新鲜蔬菜，对人体阳气的提升，非常有帮助。

补肾的蔬菜有葱、洋葱、香菇、紫菜、胡萝卜、西蓝花、南瓜、豇豆、西红柿、山药、黑豆、芹菜、莴笋、生菜、荞麦菜、黑木耳、海带等，这些也要多吃一些。

初夏天气始热，水分蒸发快，所以，还要每天适量补充水分。尽量多吃一些含汁多的食物。这时候人体的脾功能很强，所以，可以吃一些生冷食物。比如凉拌菜、沙拉等，黄瓜、生菜、青椒、莴笋等都可以凉拌吃。这时候吃一些冰棍、冰淇淋或喝冷饮，也不会伤及脾胃了。但不可过于贪凉，饮用冷品一定要适量。

仲夏五月，多汁蔬菜

仲夏，一年中阳气最盛的时节，也是阳气盛极始衰的时节。这时候气温很高，人的新陈代谢也加快，因此要做好防暑降温，饮食上尽量吃一些多汁的蔬菜，还要养成喝茶的习惯，绿豆汤也是这时节的最佳饮品。对于重体力工作者、出汗太多的人群，则要适量喝些糖水与盐水，以补充能量的消耗与盐分的流失。

冬瓜、西红柿、黄瓜、莴笋、甘蓝、青椒、豆角、豇豆、毛豆、嫩花生都是这时节的美蔬。这时节防暑神品西瓜、香瓜等也开始上市了，也要适量吃一些。

这个月里的前15天，阳气最盛；后15天，阳气开始一天比一天衰弱。正所谓夏至一阴生，夏至以后，寒凉之物，就要少吃了。有一阴生，就有一些湿气出现，为了去除体内的湿邪，蒜与姜就更要多吃些了。

夏至麦子成熟收获，新面做成的面条，特别劲道，在北方有"冬至饺子夏至面"的讲究。一到夏至这天，必须得来碗打卤面或者炸酱面。不过，夏至以后吃打卤面还是炸酱面，不是重头戏，重头戏是大蒜。这时候的大蒜，鲜嫩、多汁、爽辣、鲜美，去湿气、调血脉、暖脾胃、消食助消化、解毒又杀菌，是夏季每天必食的保健菜。有人夏天吃面不吃蒜，那是最不利于养生保健的。因为整个夏季，虽然蔬菜美食极其丰富，那辛辣之蒜、姜、萝卜之类的，仍然是保健的主角。

季夏六月天，补肾壮阳是关键

一到六月，就得谈谈古代历法的问题。古人有将一年分为四季的历法，也有将一年分为五季的历法。四季配五行，多出一个土，便与每季的最后18天来配；五季配五行，就不用这样了，而是将夏天分为两个季——4月、5月为夏，6月为长夏。

夏与长夏，五脏配属不同。夏天是心火当皇帝，长夏则是脾土当皇帝。脾土当皇帝了，那么脾土的孙子肾水，日子就不好过了，所以，长夏6月天，最重要的是补肾。古人的这个养生法，是有现代医学依据的，因为这时节正是肾衰竭症的高发期。

这个月有大暑与小暑两个节气，这时候的天气不是炎热，而是湿热。夏至一阴生，到了大暑就二阴生了，湿气加重，上下蒸腾，便该进入湿热的三伏天了。三伏天的湿气会伤脾，补命门火，才可以助脾除湿。所以，这个时节要补肾。但是，也不能补得太过了，适量就好。我国有些地方有伏天吃狗肉的习俗，就是为了补命门火。

四川人为什么爱吃辣椒，就因为气候湿热。在北京的三伏天，也是这个道理，口味最好麻辣一些。这时候也正是各种辣椒成熟的时节。还有西红柿、冬瓜，也是开始大量收获的时节。其他各种蔬菜的收获，也是达到了顶峰，一到立秋，基本上蔬菜就少了很多。大自然为人类准备了最丰富的食物，不为别的，就因为这时候体能消耗最多，不好好补充可不行。

此外，脾土当了皇帝，他的爷爷肝木就不好管制脾土了。与皇帝对抗，结果不会太好，所以，这时节也要补补肝。

所以这个月的饮食要点，从口味上说，是要减甘，加点咸，再来点酸。从补益角度来说，要补肾补肝。从现代医学来说，三伏桑拿天，流汗最多，当然要补盐。三伏天里外难受，心情不好会伤肝，所以要补肝。

补肾的食物有葱、洋葱、香菇、紫菜、胡萝卜、西蓝花、南瓜、豇豆、西红柿、山药、黑芝麻、黑豆、冬瓜、芹菜、莴笋、生菜、莜麦菜、黑木耳、海带、豆角、豇豆、毛豆、嫩花生等，这些也要多吃一些。

补肝的食物有绿叶蔬菜、胡萝卜、大豆、花生米、核桃、大枣、各种蘑菇等。

秋季养生蔬菜大点兵

秋天三个月，从立秋开始，到立冬为止，一共90天。从立秋到白露的30天，是孟秋；从白露至寒露的30天，是仲秋；从寒露至立冬的30天，是季秋。按照古人养生的时节说法，季秋只有短短12天，后18天则是秋冬过渡期。

秋季三个月，自然种植的蔬菜种类渐渐变少，开始走品种少而精的路子，每种蔬菜的营养都很丰富。秋天又是收获的季节，各种水果、坚果、谷物等，都开始成熟。正所谓秋收冬藏，秋天的收获，可以为整个冬季储备好各种饮食所需。

而我们的身体与季节相应，也开始进入了储备阶段，从此开启了"秋冬养阴"的养生模式。秋天的三个月，自然界逐渐阳消阴长，人类养生也是循序渐进地潜阳滋阴。

如果说"春夏养阳"，就是养肝、养心，那么"秋冬养阴"便是养肺、养肾。春天养肝，却不补肝，夏天养心，却不补心，这是为了防止过补。秋天补肺，同样不能直接食用补肺的食物。

防腹泻、防秋乏、防秋燥是秋天的养生重点，在饮食上，每个月各有侧重点。

孟秋七月，消暑滋阴

从立秋开始，脾土皇帝把位子让给了肺金，肺脏开始进入旺盛阶段。肺脏的孙子是肝脏，是秋天的主要保护对象。此外，克制肺脏的是心火，也需要照顾一下。所以，秋天的食补要点，是省辛增酸以养肝气，再吃点苦以养心气。

立秋这天，天气虽然还是很热，但那种又湿又热又闷的感觉，随着第一缕秋风的刮过，顿时消失了。这感觉，就像刚刚走出了桑拿室，却又正好刮来一阵热风。风虽热，但依然感觉爽得不得了。

这种秋爽的感觉，虽然没有仲秋以后那样强烈，但依然是让人感觉无限的舒畅，好胃口随之而来。所以，从古至今，这一天有"贴秋膘"的民俗。这个民俗，其实是有养生依据的。

春天与夏天，是养阳的时节。相对于人体的骨、肉而言，骨为阳，肉为阴。阳主生长，身高增长，也就是骨头在增长，这就是养阳体现的一个方面。春夏之际，体能消耗大，运动量大，身高增长快，体现出一个"动"字，"动"是养阳体现的另一个方面。运动与增长，形成人体的减肥模式，人一天比一比瘦，到了立秋前，体重减到最大限度。当然，不是营养不良造成的形销骨立，这个最大限度也只是减了十余斤。

而到了秋天，则转入了养阴阶段。肉为阴，所以，该补一补，长长肉了。春夏的"动"，也转变为"静"。新陈代谢从此逐渐变慢，体能消耗也开始越来越小，身高增长变慢，横向发展变快。当然，这不是通过暴饮暴食让自己迅速肥胖起来，只是随着天气逐渐变冷，让自己的体重逐渐恢复到春夏之前的状态，把春夏阶段减去的肉，再补回来。这是一个比较漫长的时间，最终是为了应对冬天的严寒。

所以，贴秋膘这个民俗，等于是宣告了秋冬养阴的开始。这一天普通百姓吃炖肉，选购比较肥的五花肉，宽汤炖出来。吃完肉后，剩下的肉汤再接着炖土豆、白菜吃。讲究点的，那可能红烧肉、油焖大虾、香酥鸡、盐水鸭、红烧鱼、清蒸螃蟹等都要来点，配点菜蔬果盘，好好过个立秋，把膘贴足实点。

　　除了贴秋膘，天津等地还流行"咬秋"。据清朝张焘的《津门杂记·岁时风俗》记载，人们在立秋前一天把瓜、蒸茄子、糯米粥等放在院子里晾一晚，于立秋当日吃下，为的是消暑气、防痢疾。

　　"贴秋膘"与"咬秋"，出发点是好的，让人们明白秋天要养阴、长点肉、防腹泻、防痢疾。可是，如果立秋当天饮食不当，就可能会导致肠胃功能紊乱，或者是因为细菌感染而发生痢疾。

　　一到立秋，人的肠胃功能转弱，吃瓜果梨桃要充分洗净，并且不宜一次吃得太多。隔夜饭，最好不要吃，因为此时气温仍然很高，很容易滋生细菌。

　　秋天也是吃海鲜的季节，各种海味正是肥美的时候，不过，海鲜最好吃新鲜的，或者买冰冻产品。初秋气温高，海鲜很容易变质，解冻海鲜，时间不宜过长，以防温度升高，滋生细菌。此外，秋天适合吃些海鲜与肉类，但不可暴饮暴食，食用过量。

　　总之，初秋的饮食重点是滋阴和防腹泻、防痢疾，饮食方面要注意卫生。食用凉菜，一定要加葱、姜、蒜等辛辣食物调味，最好再加入一些食醋，从而很好地杀灭生蔬中的细菌，以防病从口入。

　　初秋苦瓜开始大量上市，此时也是吃苦瓜的好时节。苦瓜性寒，味苦，入心、肝、脾、肺四经脉，具有降糖降脂、清热解毒、养肝明目、清心养神、健脾开胃、提高免疫力等多种功效。在秋初食用，调理五脏，有承上启下的作用。不过，寒苦之物，不宜多食久食，因此也不能天天吃苦瓜。

一进入秋天，也是大葱与芥菜籽收获的季节。因此整个秋天，以辛辣调味，最宜用大葱与芥末。大葱能益肺健胃，通阳活血，杀菌消炎，增进食欲，滋阴壮阳，对防止"秋乏"亦有较好的效果。并且，秋天的大葱，营养最为丰富。所以，秋天适合吃些大葱。

秋天也是芥菜籽成熟的季节，芥菜籽可以制作芥末。芥末能温中散寒，行气开胃，增进食欲，降脂降糖，是我国先秦以前重要的辛味调料，并且最适合秋季食用。因为此时阴气渐长，具有温中散寒作用的芥末，可以去除脾胃的湿寒之气。

秋天的韭菜，也变得好吃起来。虽然没有春天的味美，但比夏天要强许多。韭菜补肝、补肾、补肺、补脾胃，很适合秋季食用。最好是包包子、包饺子吃，这样可以吃到更多的韭菜。韭菜炒鸡蛋、炒虾仁也很好。

辛味蔬菜，四季都离不了，不单是因为其具有良好的调味作用，更重要的是辛味蔬菜营养丰富，具有杀菌消炎的功效，并且还可以增强免疫能力。在秋天，肺脏旺盛，不宜大量食用辛辣食物，不过由于辛辣食物大多为调味品，食用量小，所以，不在禁忌范围内。

秋天最重要的是补肝，宜吃酸味食物。酸味食物除了西红柿大多数为水果，如柠檬、草莓、乌梅、葡萄、山楂、菠萝、杧果、猕猴桃等。做饭时，可以适量加入醋、番茄酱、柠檬汁、山楂等，也有护肝作用。此外，护肝的食物还有海带、香菇、蘑菇、红枣、鸡蛋、菠菜、绿豆、瘦肉、带鱼等，都是适合秋天吃的食物。

另外，像杏仁、菠菜、坚果、橄榄油、木耳、黑芝麻、西红柿、胡萝卜、全麦、海带、花生、黄豆、黑豆、鱼类等，这些对心脏有好处的食物也是适合秋天食用的食物。

仲秋八月，防秋燥

一到白露节，暑气彻底消失，尤其是在早晚，不穿长袖衣服，就会感觉凉了。而地上、植物叶子上，也开始有了露珠。到了中秋节，就可以正式感受秋高气爽的感觉了，天气也会变得更加干燥。所以，从这时候起，就得防秋燥了。

秋天是收获的季节，收获最多的是各种籽仁类食物。比如玉米仁、稻米仁、花生仁、核桃仁、芝麻仁、瓜子仁、松子仁，还有夏天收获的麦子仁，这些籽仁，是植物尽其一生的精华所在，人食天地之精，便是于此处得到体现的。

秋天气候干燥，多吃些籽仁类食物，就是最好的防秋燥办法。所以，中秋节有个特色食品，就是五仁月饼。五仁月饼的经典内馅主料是核桃仁、花生仁、瓜子仁、杏仁、南瓜子仁，这些籽仁对身体的保健功效非常大，并且富含油脂，可以滋润皮肤，防止秋燥导致的皮肤脱皮现象。这些油脂对心脑血管的保护作用也很强，其丰富的营养能够阴阳双补，使人精气饱满。

现在一过中秋节，月饼馅的种类很丰富，有鸭蛋馅的、肉松馅的、果料焰的、腊肉馅的，等等，五花八门，其实都不如五仁馅的最符合时令养生特点。此外，枣泥馅与豆沙馅月饼，也是适合中秋节吃的月饼。

防秋燥适合吃的还有蜂蜜、银耳、百合、香蕉、胡萝卜、萝卜、梨、海藻、大蒜、洋葱、苦瓜、栗子、红枣、山楂、柠檬、苹果等。

秋天的菠菜营养价值最高，既是护肝、养胃、补血的最佳食物，也是防秋燥的圣品。秋天适合用菠菜做汤食用，菠菜豆腐汤、菠菜鸡蛋汤、干贝菠菜汤、瘦肉菠菜汤等，都是很好的防秋燥美食。还有秋天的大白菜，也是比其他季节的白菜营养价值更高，并且也具有很好防秋燥功效。

秋天宜吃些苦味食物，除了苦瓜，还有莴笋、莜麦菜、生菜、芹菜、茴香、香菜、杏仁等。秋天还是荸荠收获的季节，荸荠清肺健胃，化湿消食，利尿解毒，同时也是很好的防秋燥食物。

需要说明的是，并非只有秋天干燥，而是以后越来越干燥，防秋燥的食物要一直吃下去，即使到了冬天，也要吃。冬天不吃防燥食物，是最容易上火的。

季秋九月，防感冒

时维九月，序属三秋。这是秋天最后一个月，天气更显寒凉。古人养生主张"春捂秋冻"，但不是指这个时节，这时候，必须要适当添加衣服了，否则，很容易患感冒。

相对于人体而言，一年中最冷的，莫过于秋冬之间这段时间。这是因为人体毛孔尚未充分闭合，冷空气很容易入侵皮肤腠理，使人伤于寒而抵抗力变弱，感染细菌病毒而患上感冒。

预防感冒的食物有洋葱、西红柿、杏仁、萝卜、胡萝卜、蘑菇、大蒜、鸡肉、土豆、辣椒、姜、大葱、红枣、山楂、山药以及贝类、鱼类等。有一种养生观点认为，秋天不宜吃姜，因为姜有解表散寒的作用，吃后会让人毛孔打开流汗，寒湿邪气也会趁此侵入人体。其实，大可不必如此介意。姜有驱寒功能，一年四季都是可以吃的。只是，吃完后不要受寒，就可以了。

任何辛辣食物，都有行血散寒的功效。四季都可以吃，只是吃完别吹冷风或穿太少外出活动，就不会受寒湿邪气侵袭。

吃一些预防感冒的食物，可以提高身体素质，并使身体发热。可是，预防感冒最重要的，还是要穿暖和一点。因此，不要以为吃了食物，就可以顶风冒雪了。食物与衣服，相对预防感冒来说，暖和的衣服更重要。

季秋的最后18天，肺金皇帝便退位了，此时肺脏虚弱，是最容易感冒的，因此一定注意多穿衣服。此时脾土继位为皇帝，脾口一旺，胃口大开，人的食欲开始增强。最宜吃一些补肾与补肝的食物。补肾补肝类食物，可以增强人体免疫力与新陈代谢能力，还可以提高身体素质，因此，对于预防感冒也是很有帮助的。

枸杞、韭菜、木耳、银耳、香菇、蘑菇、甲鱼、黄鳝、生蚝、牡蛎、扇贝、虾、海参、蛋黄、鸭肝、花生、桂圆、黑芝麻、西红柿、韭菜、鲈鱼、栗子、山药、核桃、羊肉、猪肾、牛鞭、豇豆、泥鳅、莲子、白果、猪肚、猪肝、猪髓、羊腰子、羊棒骨、狗肉、鸡肉、韭菜籽、红枣、蜂蜜、菠菜、胡萝卜、海带、瘦肉、豆制品等，都是补肾补肝类食物。补肾补肝类食物，是人类最重要的食物，也是吃得最多的食物，几乎是每天都要吃。而秋冬之际，吃这些食物，对身体的健康更有帮助。

冬季养生蔬菜大点兵

冬天三个月，从立冬开始，到立春为止，一共90天。从立冬到大雪的30天，是孟冬；从大雪至小寒的30天，是仲冬；从小寒至立春的30天，是季冬。按照古人养生的时节说法，季冬只有短短12天，后18天则是冬春过渡期。

春生、夏长、秋收、冬藏，在古人眼里这就是大自然的法则，就是天下正道，不可违背。因此，古代养生家建议人们要在春夏养生长之气，秋冬养收藏之气。春夏，人要不断活动消耗，越来越瘦；秋冬，则要不断地积蓄静养，越来越胖。周而复始，春夏把秋冬养的肥肉减掉，秋冬把春夏减去的肥肉再补回来，从而达到一种平衡。

如果到冬天猛补，到了春夏却舍不得掉肉，那最终就会患上肥胖症。因此，冬季养生一定要注意体重，千万别营养过剩，增重太快。

古时，没有空调，冬天取暖设备也很简陋，所以形成了一种顺应自然规律的养生法。可现代人与古代人最大的不同，就是现代人已经完全脱离了自然，完全生活在自己营造的温室里，冬天的寒冷，对人类的影响越来越小了。相应的，抵御严寒的肥膘，人类目前已经不需要了。因此，冬季养生也发生了一些变化。

冬天日照时间变短，黑夜开始变得漫长。古人日出而作、日落而息，因此冬天的睡眠时间最长。可现代人每天8小时工作，白天劳作的时间依然没变，夜里再喜欢一些夜生活，身体就会弄得很疲惫，积劳成疾，最终很可能会百病缠身。所以，现代人在睡眠方面，要向古人学习，在冬天要增加自己的睡眠时间。

冬天三个月，该如何注意饮食上的健康呢？基本上还是按照古人的方法，只是没必要让自己长肥肉去御寒，因此高热量食物，还是要少吃些。

下面分别按照各月的特点，一一说明。

孟冬十月，滋阴补血

很多人认为进入冬季应当补肾，其实，一年对肾脏补了很多次了，在秋末又刚补了18天，这时候，就不能再补了。

立冬一来，脾土皇帝退位，肾水皇帝掌权，肾水皇帝的孙子是心火，深受皇权压制，需要补助。肾水皇帝的爷爷是脾土，与皇权作对，凶多吉少，也得补助一下。因此，孟冬十月的饮食原则是：补心补脾，滋阴补血。从五味增减来说，要省咸增苦，以养心气，同时吃点甜。

苦瓜、苦苣、莴笋、莜麦菜、莲子、猪心、生蚝、牡蛎、菠菜、土豆、海带、芹菜、甘薯、黄豆、绿豆、油菜、蘑菇、花生、南瓜、瘦肉等，都是补心安神的食物。

银耳、山药、百合、蜂蜜、黑芝麻、黑豆、枸杞、红枣、菠菜、萝卜、胡萝卜、大白菜、莲子、甲鱼、栗子、无花果、黑木耳、雪梨、海参、鸡蛋、桂圆等，都是滋阴补血的食物。

以上这些食物，都是适合在初冬时节常吃的食物。在没有大棚种植前，适合初冬的食物，也就仅剩萝卜、白菜、胡萝卜与各种豆子、豆芽，还有红肉、白肉了。现在冬季不缺蔬菜，我们有更多选择了。

初冬之所以要补血滋阴，是因为这时候比秋天的气候还要干燥。人们整天盼着下点雪，但即使下了，也很小，根本无法改善干燥的空气。因此，要多滋阴多补血，让自己的体内变得滋润起来，以抵御外界的干燥。

从中国的阴阳理论来说，从夏至一阴生起，到冬天的十月，已达到阴气最重的时候。人与自然相应，也应当让自己的体内阴血充足。这时候吃肉，要吃羊肉、牛肉等红肉多的，因为这种肉含铁多，可以补血。

仲冬十一月，微补肾阳

大雪至冬至的30天，饮食养生的主旋律依然是滋阴补血。可是，大雪节气开始，降雪有所增加，空气也就不会过于干燥了，因此，可以少一些滋阴，增一些壮阳。这是因为冬至一阳生，天地阳气开始了最初的增长，人体也要与天地相应。

枸杞、羊肉、大葱、甲鱼、香菇、蘑菇、鸡蛋、海带以及各种红肉、白肉等，都可以适当增加。

我国冬至节有个饮食习俗，就是吃饺子，这起源于冬令进补的养生习惯。在东汉末年，兵荒马乱，饿殍遍地，民不聊生。话说这年冬天，很多逃荒的饥民，因患伤寒而死，横尸遍野，惨不忍睹，即使活着的人，也都把耳朵冻坏了。大医圣张仲景于是便支起一口大锅烧汤，里面放入辛辣驱寒的调料，面皮包些羊肉末、大葱等温中散寒的食材，包成耳朵状，煮熟，分食给饥民。每人一碗汤两"娇耳"，这道美食叫"祛寒娇耳汤"。人们吃完，驱了体内的寒气，保住了性命。这个传说，被说成饺子这种食品的起源，不过很多版本中都说放了辣椒，使这个传说可信度又不高了，因为辣椒是哥伦布发现新大陆以后的事情了。

这个传说真假且不论，总之，冬至吃饺子是为了驱寒壮阳基本属于事实。人的命门火充足，身体就暖和，吃些辛辣之物，可以让血液加快循环，因此壮阳食材最好与葱、姜、蒜、辣椒等辛味食物同食。

不过，冬至只是一阳升而已，因此不要像过年吃年夜饭一样，吃得太丰盛。

冬至进补，也要控制量，不能吃得太多。此时，毕竟才是冬至一阳生，以后的日子还长着呢，不要有一口吃成个胖子的心理。

从大雪到冬至的30天里，一定要注意多滋阴补血，少补肾阳，切不可补肾太过，以防上火。

季冬十二月，少滋阴，多补肾阳

到了小寒与大寒时节，空气依然干燥，但比前两个月要好很多，这是因为天气更加冷，下过的雪会很长时间不融化，在低温下蒸发也较慢，使空气中含有微量水分。因此，这个月可以逐渐减少滋阴食物的摄入，而逐渐增加补肾食物的摄入。

这个月是冬季的最后一个月，这个月的前半个月是一年中天气最寒冷的时候，称为小寒；后半个月，则气温向春天过渡。在古人的养生理论中，这个月最后18天，脾土掌权，开始由冬季向春天过渡。脾土皇帝的孙子是肾水，需要好好补助；克制脾土皇帝的是肝木，因此这最后的18天，又开始以补肾为主、补肝为辅的饮食养生模式。

每个季节的最后18天，都是以补肾为主、补肝为辅的养生模式。具体食物前面各节都已介绍，在此就不再赘述。

在此要说的是，冬天最后18天的食补，一定要以清淡为主，不要吃脂肪太多的肥肉。因为，此时是向春天过渡的时间，也是开始减肥的转折点。

这个月，也是加强身体锻炼的重要时间段，以激活体内阳气，为春天的阳气增升做好准备。

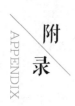

本书中各蔬菜营养成分表

白萝卜（每100克可食部营养成分）

热量88（焦耳）	脂肪0.1（克）	蛋白质0.9（克）
膳食纤维1（克）	硫胺素0.02（毫克）	钙36（毫克）
镁16（毫克）	烟酸0.3（毫克）	铁0.5<（毫克）
锰0.09（毫克）	维生素E0.92（毫克）	锌0.3（毫克）
胆固醇0（毫克）	铜0.04（毫克）	胡萝卜素0.6（微克）
磷26（毫克）	视黄醇当量93.4（微克）	钠61.8（毫克）
碳水化合物4（克）	核黄素0.03（毫克）	维生素C 21（毫克）
维生素A 3（微克）	钾173（毫克）	硒0.61（微克）

冬瓜（每100克可食部营养成分）

热量46（焦耳）	脂肪0.2（克）	蛋白质0.4（克）
膳食纤维0.7（克）	硫胺素0.01（毫克）	钙19（毫克）
镁8（毫克）	烟酸0.3（毫克）	铁0.2<（毫克）
锰0.03（毫克）	维生素E 0.08（毫克）	锌0.07（毫克）
胆固醇0（毫克）	铜0.07（毫克）	胡萝卜素0.2（微克）
磷12（毫克）	视黄醇当量96.6（微克）	钠1.8（毫克）
碳水化合物1.9（克）	核黄素0.01（毫克）	维生素C 18（毫克）
维生素A 13（微克）	钾78（毫克）	硒0.22（微克）

黄瓜（每100克可食部营养成分）

热量63（焦耳）	脂肪0.2（克）	蛋白质0.8（克）
膳食纤维0.5（克）	硫胺素0.02（毫克）	钙24（毫克）
镁15（毫克）	烟酸0.2（毫克）	铁0.5<（毫克）
锰0.06（毫克）	维生素E 0.49（毫克）	锌0.18（毫克）
胆固醇0（毫克）	铜0.05（毫克）	胡萝卜素0.3（微克）
磷24（毫克）	视黄醇当量95.8（微克）	钠4.9（毫克）
碳水化合物2.4（克）	核黄素0.03（毫克）	维生素C 9（毫克）
维生素A 15（微克）	钾102（毫克）	硒0.38（微克）

豆芽（每100克可食部营养成分）

黄豆芽的营养成分表

热量184（焦耳）	脂肪1.6（克）	蛋白质4.5（克）
膳食纤维1.5（克）	硫胺素0.04（毫克）	钙21（毫克）
镁21（毫克）	烟酸0.6（毫克）	铁0.9<（毫克）
锰0.34（毫克）	维生素E 0.8（毫克）	锌0.54（毫克）
胆固醇0（毫克）	铜0.14（毫克）	胡萝卜素0.6（微克）
磷74（毫克）	视黄醇当量88.8（微克）	钠7.2（毫克）
碳水化合物3（克）	核黄素0.07（毫克）	维生素C 8（毫克）
维生素A 5（微克）	钾160（毫克）	硒0.96（微克）

绿豆芽的营养成分表

热量75（焦耳）	脂肪0.1（克）	蛋白质2.1（克）
膳食纤维0.8（克）	硫胺素0.05（毫克）	钙9（毫克）
镁18（毫克）	烟酸0.5（毫克）	铁0.6<（毫克）
锰0.1（毫克）	维生素E 0.19（毫克）	锌0.35（毫克）
胆固醇0（毫克）	铜0.1（毫克）	胡萝卜素0.3（微克）
磷37（毫克）	视黄醇当量94.6（微克）	钠4.4（毫克）
碳水化合物2.1（克）	核黄素0.06（毫克）	维生素C 6（毫克）
维生素A 3（微克）	钾68（毫克）	硒0.5（微克）

鲜豌豆（每100克可食部营养成分）

热量440（焦耳）	蛋白质7.4（克）	脂肪0.3（克）
叶酸82.6（微克）	膳食纤维3（克）	维生素A 37（微克）
硫胺素0.43（毫克）	核黄素0.09（毫克）	烟酸2.3（毫克）
维生素E 1.21（毫克）	钙21（毫克）	磷127（毫克）
钠1.2（毫克）	碘0.9（微克）	镁43（毫克）
锌1.29（毫克）	硒1.74（微克）	铜0.22（毫克）
碳水化合物21.2（克）	胡萝卜素220（微克）	维生素C 14（毫克）
钾332（毫克）	铁1.7（毫克）	锰0.65（毫克）

丝瓜（每100克可食部营养成分）

热量84（焦耳）	钾115（毫克）	胡萝卜素90（微克）
叶酸22.6（微克）	维生素A 15（微克）	钙14（毫克）
维生素C 5（毫克）	碳水化合物4.2（克）	钠2.6（毫克）
硒0.86（微克）	膳食纤维0.6（克）	铁0.4（毫克）
维生素E0.22（毫克）	锌0.21（毫克）	脂肪0.2（克）
锰0.06（毫克）	铜0.06（毫克）	维生素B$_2$ 0.04（毫克）
磷29（毫克）	镁11（毫克）	蛋白质1（克）
烟酸0.4（毫克）	维生素B 6 0.11（毫克）	维生素B$_1$ 0.02（毫克）

甘薯（每100克可食部营养成分）

热量414（焦耳）	脂肪0.2（克）	蛋白质1.1（克）
膳食纤维1.6（克）	硫胺素0.04（毫克）	钙23（毫克）
镁12（毫克）	烟酸0.6（毫克）	铁0.5<（毫克）
锰0.11（毫克）	维生素E 0.28（毫克）	锌0.15（毫克）
胆固醇0（毫克）	铜0.18（毫克）	胡萝卜素0.6（微克）
磷39（毫克）	视黄醇当量73.4（微克）	钠28.5（毫克）
碳水化合物23.1（克）	核黄素0.04（毫克）	维生素C 26（毫克）
维生素A 125（微克）	钾130（毫克）	硒0.48（微克）

蒜苗（每100克可食部营养成分）

热量155（焦耳）	胡萝卜素280（微克）	钾226（毫克）
磷44（毫克）	维生素C（毫克）35	钙29（毫克）
碳水化合物8（克）	钠5.1（毫克）	蛋白质2.1（克）
铁1.4（毫克）	硒1.24（微克）	维生素E 0.81（毫克）
锌0.46（毫克）	脂肪0.4（克）	锰0.17（毫克）
维生素B$_2$ 0.08（毫克）	铜0.05（毫克）	烟酸0.5（毫克）
维生素A 47（微克）	镁18（毫克）	膳食纤维1.8（克）
维生素B$_1$ 0.11（毫克）		

白菜（每100克可食部营养成分）

大白菜（均值）的营养成分表

热量71（焦耳）	脂肪0.1（克）	蛋白质1.5（克）
膳食纤维0.8（克）	硫胺素0.04（毫克）	钙50（毫克）
镁11（毫克）	烟酸0.6（毫克）	铁0.7<（毫克）
锰0.15（毫克）	维生素E 0.76（毫克）	锌0.38（毫克）
胆固醇0（毫克）	铜0.05（毫克）	胡萝卜素0.6（微克）
磷31（毫克）	视黄醇当量94.6（微克）	钠57.5（毫克）
碳水化合物2.4（克）	核黄素0.05（毫克）	维生素C 31（毫克）
维生素A 20（微克）	钾0（毫克）	硒0.49（微克）

大白菜（黄芽白）的营养成分表

热量88（焦耳）	脂肪0.2（克）	蛋白质1.7（克）
膳食纤维0.6（克）	硫胺素0.06（毫克）	钙69（毫克）
镁12（毫克）	烟酸0.8（毫克）	铁0.5<（毫克）
锰0.21（毫克）	维生素E 0.92（毫克）	锌0.21（毫克）
胆固醇0（毫克）	铜0.03（毫克）	胡萝卜素0.8（微克）
磷30（毫克）	视黄醇当量93.6（微克）	钠89.3（毫克）
碳水化合物3.1（克）	核黄素0.07（毫克）	维生素C 47（毫克）
维生素A 42（微克）	钾130（毫克）	硒0.33（微克）

大白菜（青白口）的营养成分表

热量63（焦耳）	脂肪0.1（克）	蛋白质1.4（克）
膳食纤维0.9（克）	硫胺素0.03（毫克）	钙35（毫克）
镁9（毫克）	烟酸0.4（毫克）	铁0.6<（毫克）
锰0.16（毫克）	维生素E 0.36（毫克）	锌0.61（毫克）
胆固醇0（毫克）	铜0.04（毫克）	胡萝卜素0.4（微克）
磷28（毫克）	视黄醇当量95.1（微克）	钠48.4（毫克）
碳水化合物2.1（克）	核黄素0.04（毫克）	维生素C 28（毫克）
维生素A 13（微克）	钾90（毫克）	硒0.39（微克）

土豆（每100克可食部营养成分）

热量318（焦耳）	脂肪0.2（克）	蛋白质2（克）
膳食纤维0.7（克）	硫胺素0.08（毫克）	钙8（毫克）
镁23（毫克）	烟酸1.1（毫克）	铁0.8<（毫克）
锰0.14（毫克）	维生素E 0.34（毫克）	锌0.37（毫克）
胆固醇0（毫克）	铜0.12（毫克）	胡萝卜素0.8（微克）
磷40（毫克）	视黄醇当量79.8（微克）	钠2.7（毫克）
碳水化合物16.5（克）	核黄素0.04（毫克）	维生素C 27（毫克）
维生素A 5（微克）	钾342（毫克）	硒0.78（微克）

西红柿（每100克可食部营养成分）

热量80（焦耳）	脂肪0.2（克）	蛋白质0.9（克）
膳食纤维0.5（克）	硫胺素0.03（毫克）	钙10（毫克）
镁9（毫克）	烟酸0.6（毫克）	铁0.4<（毫克）
锰0.08（毫克）	维生素E 0.57（毫克）	锌0.13（毫克）
胆固醇0（毫克）	铜0.06（毫克）	胡萝卜素0.5（微克）
磷23（毫克）	视黄醇当量94.4（微克）	钠5（毫克）
碳水化合物3.5（克）	核黄素0.03（毫克）	维生素C 19（毫克）
维生素A 92（微克）	钾163（毫克）	硒0.15（微克）

油菜（每100克可食部营养成分）

热量96（焦耳）	胡萝卜素620（微克）	钾210（毫克）
叶酸103.9（微克）	维生素A 103（微克）	钠55.8（毫克）
维生素C36（毫克）	镁22（毫克）	碳水化合物3.8（克）
铁1.2（毫克）	膳食纤维1.1（克）	维生素E 0.88（毫克）
烟酸0.7（毫克）	脂肪0.5（克）	锌0.33（毫克）
维生素B₂ 0.11（毫克）	维生素B₆ 0.08（毫克）	铜0.06（毫克）
钙108（毫克）	磷39（毫克）	维生素B₁ 0.04（毫克）
蛋白质1.8（克）	硒0.79（微克）	锰0.23（毫克）

菠菜（每100克可食部营养成分）

热量100（焦耳）	脂肪0.3（克）	蛋白质2.6（克）
膳食纤维1.7（克）	硫胺素0.04（毫克）	钙66（毫克）
镁58（毫克）	烟酸0.6（毫克）	铁2.9<（毫克）
锰0.66（毫克）	维生素E 1.74（毫克）	锌0.85（毫克）
胆固醇0（毫克）	铜0.1（毫克）	胡萝卜素1.4（微克）
磷47（毫克）	视黄醇当量91.2（微克）	钠85.2（毫克）
碳水化合物2.8（克）	核黄素0.11（毫克）	维生素C 32（毫克）
维生素A 487（微克）	钾311（毫克）	硒0.97（微克）

胡萝卜（每100克可食部营养成分）

热量180（焦耳）	脂肪0.2（克）	蛋白质1.4（克）
膳食纤维1.3（克）	硫胺素0.04（毫克）	钙32（毫克）
镁7（毫克）	烟酸0.2（毫克）	铁0.5<（毫克）
锰0.07（毫克）	维生素E 0（毫克）	锌0.14（毫克）
胆固醇0（毫克）	铜0.03（毫克）	胡萝卜素0.8（微克）
磷16（毫克）	视黄醇当量87.4（微克）	钠25.1（毫克）
碳水化合物8.9（克）	核黄素0.04（毫克）	维生素C 16（毫克）
维生素A 668（微克）	钾193（毫克）	硒2.8（微克）

芦笋（每100克可食部营养成分）

热量80（焦耳）	钾213（毫克）	胡萝卜素100（微克）
磷42（毫克）	维生素A 17（微克）	钙10（毫克）
碳水化合物4.9（克）	钠3.1（毫克）	膳食纤维1.9（克）
铁1.4（毫克）	烟酸0.7（毫克）	锌0.41（毫克）
锰0.17（毫克）	脂肪0.1（克）	铜0.07（毫克）
维生素$B_1$0.04（毫克）	维生素C 45（毫克）	镁10（毫克）
蛋白质1.4（克）	硒0.21（微克）	维生素B_2 0.05（毫克）

西蓝花（每100克可食部营养成分）

热量138（焦耳）	胡萝卜素7210（微克）	维生素A 1202（微克）
钙67（毫克）	维生素C 51（毫克）	叶酸29.8（微克）
钾17（毫克）	镁17（毫克）	碳水化合物4.3（克）
膳食纤维1.6（克）	铁1（毫克）	维生素E 0.91（毫克）
锌0.78（毫克）	硒0.7（微克）	脂肪0.6（克）
维生素B_6 0.17（毫克）	维生素B_2 0.13（毫克）	维生素B_1 0.09（毫克）
磷72（毫克）	钠18.8（毫克）	蛋白质4.1（克）
烟酸0.9（毫克）	锰0.24（毫克）	铜0.03（毫克）

南瓜（每100克可食部营养成分）

热量92（焦耳）	胡萝卜素890（微克）	维生素A 148（微克）
磷24（毫克）	钙16（毫克）	镁8（毫克）
碳水化合物5.3（克）	膳食纤维0.8（克）	钠0.8（毫克）
硒0.46（微克）	铁0.4（毫克）	烟酸0.4（毫克）
锌0.14（毫克）	脂肪0.1（克）	锰0.08（毫克）
铜0.03（毫克）	维生素B_1 0.03（毫克）	钾145（毫克）
维生素C 8（毫克）	蛋白质0.7（克）	维生素E 0.36（毫克）
维生素B_2 0.04（毫克）		

韭菜（每100克可食部营养成分）

热量109（焦耳）	胡萝卜素1410（微克）	钾247（毫克）
叶酸61.2（微克）	钙42（毫克）	磷38（毫克）
维生素C 24（毫克）	钠8.1（毫克）	碳水化合物4.6（克）
铁1.6（毫克）	膳食纤维1.4（克）	硒1.38（微克）
烟酸0.8（毫克）	锰0.43（毫克）	锌0.43（毫克）
维生素B_6 0.2（毫克）	维生素B_2 0.09（毫克）	铜0.08（毫克）
维生素A 235（微克）	镁25（毫克）	蛋白质2.4（克）
维生素E 0.96（毫克）	脂肪0.4（克）	维生素B_1 0.02（毫克）

海带（每100克可食部营养成分）

热量50（焦耳）	钾246（毫克）	碘113.9（微克）
镁25（毫克）	磷22（毫克）	硒9.54（微克）
碳水化合物2.1（克）	维生素E 1.85（毫克）	烟酸1.3（毫克）
铁0.9（毫克）	膳食纤维0.5（克）	锌0.16（毫克）
脂肪0.1（克）	锰0.07（毫克）	维生素B_1 0.02（毫克）
钙46（毫克）	钠8.6（毫克）	蛋白质1.2（克）
维生素B_2 0.15（毫克）		

茄子（每100克可食部营养成分）

热量96（焦耳）	钾142（毫克）	胡萝卜素50（微克）
磷23（毫克）	镁13（毫克）	维生素A 8（微克）
维生素C 5（毫克）	碳水化合物4.9（克）	膳食纤维1.3（克）
碘1.1（微克）	蛋白质1.1（克）	烟酸0.6（毫克）
硒0.48（微克）	锌0.23（毫克）	脂肪0.2（克）
铜0.1（毫克）	维生素B_2 0.04（毫克）	维生素B_1 0.02（毫克）
钙24（毫克）	钠5.4（毫克）	维生素E 1.13（毫克）
铁0.5（毫克）	锰0.13（毫克）	

芹菜（每100克可食部营养成分）

热量84（焦耳）	脂肪0.2（克）	蛋白质1.2（克）
膳食纤维1.2（克）	硫胺素0.02（毫克）	钙80（毫克）
镁18（毫克）	烟酸0.4（毫克）	铁1.2<（毫克）
锰0.16（毫克）	维生素E 1.32（毫克）	锌0.24（毫克）
胆固醇0（毫克）	铜0.09（毫克）	胡萝卜素1（微克）
磷38（毫克）	视黄醇当量93.1（微克）	钠159（毫克）
碳水化合物3.3（克）	核黄素0.06（毫克）	维生素C 8（毫克）
维生素A 57（微克）	钾206（毫克）	硒0.57（微克）

洋葱（每100克可食部营养成分）

热量163（焦耳）	钾147（毫克）	磷39（毫克）
胡萝卜素20（微克）	镁15（毫克）	碳水化合物9（克）
钠4.4（毫克）	维生素A 3（微克）	碘1.2（微克）
硒0.92（微克）	膳食纤维0.9（克）	铁0.6（毫克）
锌0.23（毫克）	脂肪0.2（克）	锰0.14（毫克）
铜0.05（毫克）	维生素B_2 0.03（毫克）	维生素B_1 0.03（毫克）
钙24（毫克）	维生素C8（毫克）	蛋白质1.1（克）
烟酸0.3（毫克）	维生素E 0.14（毫克）	

莲藕（每100克可食部营养成分）

藕（莲藕）的营养成分表

热量293（焦耳）	脂肪0.2（克）	蛋白质1.9（克）
膳食纤维1.2（克）	硫胺素0.09（毫克）	钙39（毫克）
镁19（毫克）	烟酸0.3（毫克）	铁1.4<（毫克）
锰1.3（毫克）	维生素E 0.73（毫克）	锌0.23（毫克）
胆固醇0（毫克）	铜0.11（毫克）	胡萝卜素1（微克）
磷58（毫克）	视黄醇当量80.5（微克）	钠44.2（毫克）
碳水化合物15.2（克）	核黄素0.03（毫克）	维生素C 44（毫克）
维生素A 3（微克）	钾243（毫克）	硒0.39（微克）

藕粉的营养成分表

热量1557（焦耳）	脂肪0（克）	蛋白质0.2（克）
膳食纤维0.1（克）	硫胺素0（毫克）	钙8（毫克）
镁2（毫克）	烟酸0.4（毫克）	铁17.9<（毫克）
锰0.28（毫克）	维生素E0（毫克）	锌0.15（毫克）
胆固醇0（毫克）	铜0.22（毫克）	胡萝卜素0.4（微克）
磷9（毫克）	视黄醇当量6.4（微克）	钠10.8（毫克）
碳水化合物92.9（克）	核黄素0.01（毫克）	维生素C 0（毫克）
维生素A 0（微克）	钾35（毫克）	硒2.1（微克）

鲜香菇（每100克可食部营养成分）

热量80（焦耳）	脂肪0.3（克）	蛋白质2.2（克）
膳食纤维3.3（克）	硫胺素0（毫克）	钙2（毫克）
镁11（毫克）	烟酸2（毫克）	铁0.3<（毫克）
锰0.25（毫克）	维生素E0（毫克）	锌0.66（毫克）
胆固醇0（毫克）	铜0.12（毫克）	胡萝卜素0.6（微克）
磷53（毫克）	视黄醇当量91.7（微克）	钠1.4（毫克）
碳水化合物1.9（克）	核黄素0.08（毫克）	维生素C 1（毫克）
维生素A 0（微克）	钾20（毫克）	硒2.58（微克）

平菇（每100克可食部营养成分）

热量84（焦耳）	钾258（毫克）	磷86（毫克）
镁14（毫克）	胡萝卜素10（微克）	钙5（毫克）
维生素C 4（毫克）	钠3.8（毫克）	烟酸3.1（毫克）
维生素A 2（微克）	蛋白质1.9（克）	硒1.07（微克）
维生素E 0.79（毫克）	锌0.61（毫克）	脂肪0.3（克）
维生素B_6 0.09（毫克）	铜0.08（毫克）	锰0.07（毫克）
叶酸14.7（微克）	碳水化合物4.6（克）	膳食纤维2.3（克）
铁1（毫克）	维生素B_2 0.16（毫克）	维生素B_1 0.06（毫克）

木耳（每100克可食部营养成分）

鲜木耳营养成分表

热量84（焦耳）	脂肪0.3（克）	蛋白质1.6（克）
膳食纤维1.5（克）	硫胺素0.06（毫克）	钙166（毫克）
镁62（毫克）	烟酸0.6（毫克）	铁3.2<（毫克）
锰0.43（毫克）	维生素E1.66（毫克）	锌0.32（毫克）
胆固醇0（毫克）	铜0.07（毫克）	胡萝卜素1（微克）
磷42（毫克）	视黄醇当量92.8（微克）	钠47.2（毫克）
碳水化合物2.8（克）	核黄素0.06（毫克）	维生素C 34（毫克）
维生素A 337（微克）	钾140（毫克）	硒2.6（微克）

干木耳营养成分表

热量858（焦耳）	脂肪1.5（克）	蛋白质12.1（克）
膳食纤维29.9（克）	硫胺素0.17（毫克）	钙247（毫克）
镁152（毫克）	烟酸2.5（毫克）	铁97.4<（毫克）
锰8.86（毫克）	维生素E11.34（毫克）	锌3.18（毫克）
胆固醇0（毫克）	铜0.32（毫克）	胡萝卜素5.3（微克）
磷292（毫克）	视黄醇当量15.5（微克）	钠48.5（毫克）
碳水化合物35.7（克）	核黄素0.44（毫克）	维生素C 0（毫克）
维生素A 17（微克）	钾757（毫克）	硒3.72（微克）

泡发木耳营养成分表

热量88（焦耳）	脂肪0.2（克）	蛋白质1.5（克）
膳食纤维2.6（克）	硫胺素0.01（毫克）	钙34（毫克）
镁57（毫克）	烟酸0.2（毫克）	铁5.5<（毫克）
锰0.97（毫克）	维生素E 7.51（毫克）	锌0.53（毫克）
胆固醇0（毫克）	铜0.04（毫克）	胡萝卜素0.5（微克）
磷12（毫克）	视黄醇当量91.8（微克）	钠8.5（毫克）
碳水化合物3.4（克）	核黄素0.05（毫克）	维生素C 1（毫克）
维生素A 3（微克）	钾52（毫克）	硒0.46（微克）

银耳（每100克可食部营养成分）

热量837（焦耳）	钾1588（毫克）	磷369（毫克）
碳水化合物67.3（克）	镁54（毫克）	胡萝卜素50（微克）
膳食纤维30.4（克）	蛋白质10（克）	维生素A 8（微克）
铁4.1（毫克）	锌3.03（毫克）	硒2.95（微克）
维生素E 1.26（毫克）	维生素B$_2$ 0.25（毫克）	锰0.17（毫克）
维生素B$_1$ 0.05（毫克）	钠82.1（毫克）	钙36（毫克）
烟酸5.3（毫克）	脂肪1.4（克）	铜0.08（毫克）

白口蘑（每100克可食部营养成分）

热量1013（焦耳）	脂肪3.3（克）	蛋白质38.7（克）
膳食纤维17.2（克）	硫胺素0.07（毫克）	钙169（毫克）
镁167（毫克）	烟酸44.3（毫克）	铁19.4<（毫克）
锰5.96（毫克）	维生素E 8.57（毫克）	锌9.04（毫克）
胆固醇0（毫克）	铜5.88（毫克）	胡萝卜素17.2（微克）
磷1655（毫克）	视黄醇当量9.2（微克）	钠5.2（毫克）
碳水化合物14.4（克）	核黄素0.08（毫克）	维生素C 0（毫克）
维生素A 0（微克）	钾3106（毫克）	硒0（微克）

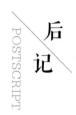

后

记

POSTSCRIPT

　　五谷杂粮淀粉含量高，不宜多食；水果糖分高，亦不宜多食；红肉类属于酸性食物，也不宜多食。我们能够多吃的，其实只有蔬菜。

　　那么，蔬菜一天要吃多少，才能满足人体的营养所需呢？我国营养学会的推荐量是500克。可是通过蔬菜营养成分表，我们能够看出，即使那这些营养价值较高的品种，一天吃500克蔬菜，也是不够的。

　　我们只用绿叶蔬菜含量高的维生素C来计算，成年人每天吃1000克蔬菜，才能保障维生素C的每日摄入量。至于其他微量元素，即使吃1000克蔬菜也很难满足每日营养需求。

　　维生素C的美国标准，是每日摄入量为200毫克。由于中国人比美国人个子矮些，因此有人认为中国人每日摄入100毫克维生素C就可以了。不过，更多的专家则建议，中国人也应当每日摄入不低于200毫克。我比较赞同200毫克的说法，因为中国人使用铁锅炒菜，如果不多摄入维生素C，便会导致体内自由基过多，从而导致亚健康体质，引发多种疾病。

　　除了芦笋、西蓝花这种维生素C含量高的蔬菜外，其他蔬菜大多数都得每天吃1000克，才能满足维生素C的摄入量。这个1000克，不是你买菜的量，而是最终要做菜用的可食部分的重量。

而现代城市女性的胃口一般都比较小，每顿饭吃不了多少食物。这也就导致了很多女孩普遍存在营养不良的现象。由于一般女孩子又比较爱吃零食，使每餐的饭量就更小了。这样一天天下来，最终的结果肯定会出现亚健康体质。

　　因此，女性朋友要想健康，就必须做到不吃零食。并且一日三餐都要吃些蔬菜，从而保证每日有接近1000克的摄入量。天天坚持，每餐再少吃一些谷物、肉食与水果，那么最终才能改善营养不良的状况，让自己精力充沛起来。

　　如果你每天不喝咖啡、茶等，能够保持一整天精力充沛地工作，下班后，并不觉得特别疲乏，并且每天睡眠也够8小时，那么你的营养问题就不大。如果每天睡眠时间足够，但还是精力欠佳，那就得好好补充营养了。

　　需要说明的是，营养成分表并非是很准确的数字，只是一个参考值。不同地区、不同季节、不同品种、不同批次的蔬菜，其营养差异会很大。而现在农药、催熟剂等的使用，也导致市场上出售的大部分蔬菜的营养含量远低于营养成分表的数据。因此，不要太依赖营养成分表的数据。每人要根据自己的实际情况，制定符合自己的摄入量，但尽量多吃蔬菜，肯定不会有坏处。